中国医学临床百家·病例精解

U0348372

北京协和医院

眼科 病例精解

TYPICAL CASES AND ANALYSES

陈有信　主编

科学技术文献出版社
SCIENTIFIC AND TECHNICAL DOCUMENTATION PRESS

·北京·

图书在版编目（CIP）数据

北京协和医院眼科病例精解/陈有信主编. —北京：科学技术文献出版社，2020.7
ISBN 978-7-5189-6879-4

Ⅰ.①北…　Ⅱ.①陈…　Ⅲ.①眼病—病案　Ⅳ.①R77

中国版本图书馆 CIP 数据核字（2020）第 115122 号

北京协和医院眼科病例精解

策划编辑：蔡　霞　　责任编辑：蔡　霞　　责任校对：王瑞瑞　　责任出版：张志平

出　版　者	科学技术文献出版社
地　　　址	北京市复兴路 15 号　邮编 100038
编　务　部	（010）58882938，58882087（传真）
发　行　部	（010）58882868，58882870（传真）
邮　购　部	（010）58882873
官 方 网 址	www.stdp.com.cn
发　行　者	科学技术文献出版社发行　全国各地新华书店经销
印　刷　者	北京地大彩印有限公司
版　　　次	2020 年 7 月第 1 版　2020 年 7 月第 1 次印刷
开　　　本	787×1092　1/16
字　　　数	211 千
印　　　张	18.25
书　　　号	ISBN 978-7-5189-6879-4
定　　　价	138.00 元

谨将此书献给

为眼科事业奉献一生的张承芬教授

编 委 会

主 编 简 介

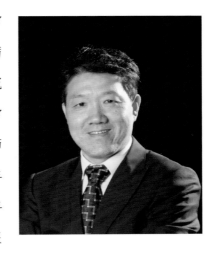

陈有信，北京协和医院眼科常务副主任，中国医学科学院眼底病重点实验室主任，教授，博士研究生导师。中华医学会眼科学分会常务委员兼主任委员助理，中国医师协会眼科医师分会顾问，中国老年保健协会眼科分会会长，中国老年医学会常务委员兼秘书长，北京医师协会眼科专业委员会会长兼眼科人工智能分委会主任委员，海峡两岸医药卫生交流协会理事兼眼科学专业委员会副主任委员、黄斑学组组长，中国非公医疗机构协会眼科分会副会长兼眼科影像与信息学组组长；兼任《中华眼科杂志》、*BMC Ophthalmology* 等杂志编委等。作为合作研究者完成的"泪液学临床及实验研究"获得国家科技进步二等奖。主持国家自然科学基金等多项研究。

近年来，致力于黄斑变性及息肉状脉络膜血管病变和人工智能方面的研究。参与《眼底病学》、*Retina*（第 5 版）等十余部专著的写作，共同主编《视网膜色素上皮基础与临床》《荧光素眼底血管造影》《常用眼底病检查技术（DVD）》《视网膜黄斑病变陈有信2020 观点》等。翻译出版《白内障诊治》、*Retinal Vascular Disease*、

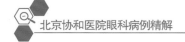

Retina（第 4 版，第 1 卷）。发表各类眼科学术文章 70 余篇。2004 年被授予"中华眼科学会奖"，2008 年被授予亚太眼科学会"杰出服务奖"，2015 年荣获"中国优秀医生奖"，2016 年、2018 年分别获得亚太眼科学会"成就奖"，2018 年获得海外华人视觉与眼科研究协会颁发的"杰出领导力奖"。

　　北京协和医院眼科成立于1921年，是我国最早成立的眼科，科内各专业组齐全，诊疗水平在国内处于领先地位，年门诊量近17万人次，年手术量万余台。教学查房、病例讨论和临床科研，一直是我科的优良传统，眼科全体医生定期进行疑难病例讨论，分享自己的经验和教训，并把典型或者复杂的病例记录下来，定期进行总结。因此在多年的临床实践中，我们积累了丰富的病例和经验，从中选取了一些典型病例出版此书，希望能与各位眼科同道分享和讨论。

　　《北京协和医院眼科病例精解》收集了眼科典型病例共42例，涉及眼科各专业，图文并茂。其中还特别收录了我科老主任、眼底病学者张承芬教授生前亲自整理的病例，主要是常见眼底疾病及诊疗思路，是老一辈眼科专家留下的宝贵资料。此外，书中收集了我科各位教授和年轻医生在近年临床工作中诊疗的病例，包括一些疑难、少见的眼科疾病，如双侧性弥漫性葡萄膜黑色素细胞增生症、视网膜血管增生性肿瘤、年龄相关性黄斑变性合并旁中心凹渗出性血管异常复合体、重眼综合征、眼睑松弛综合征等，还包括一些眼科疾病的手术技巧，如儿童葡萄膜炎黄斑下膜取出术、视网膜血管瘤滋养血管缝扎术、ICL术后白内障摘除术、飞秒激光制瓣LASIK后上皮植入的再次手术等。特别需要提出的是，有相当部分的病例涉及全身疾病的眼部表现，如*NLRP3*相关自身炎症性疾病、结节性硬化症、多发性骨髓瘤、可逆性脑血管收缩综合征、眼瘢痕性类天疱疮、淋巴瘤等，体现出

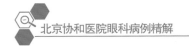
综合医院眼科的优势。

2020 年 7 月正值张承芬教授逝世 2 周年，本书的出版也是全体协和眼科人对张承芬教授的纪念。张承芬教授十分重视临床及研究工作经验的总结。她在国内外杂志上发表论文近 130 篇，有的已成为眼底病领域里的经典文献。她常常教导我们，作为一名医生，及时准确地把自己成熟的研究经验和成果总结发表出来，与大家分享经验或教训十分重要。只做埋头看病或是开刀的手术匠人是不够的，还要有科学的头脑和研究探索的精神。这样不仅自己能治好患者，还能指导别人治疗更多患者，造福更多患者。她从事眼科临床、教学工作 60 余年，把毕生精力都毫无保留地献给了她的患者们，献给了她所挚爱的眼科事业，为中国眼科的发展做出了不可磨灭的贡献。

承前启后九十载，芬芳医路为光明，教书育人世称英，授业解惑桃李竞。对于我们协和眼科人来说，张承芬教授不仅是一位德高望重的长者，更是一种精神，一份寄托。协和眼科人必将会把张承芬教授严谨治学、淡泊名利、授业重教的大医精神和她对患者无疆的大爱延续下去，为中国眼科事业的新发展贡献力量。

本病例集的出版得到了协和眼科各位同事的大力支持，希望能为广大眼科同道提供参考和借鉴，不足之处欢迎广大同行批评指正。

目　录

病例 1　张承芬教授精解先天性视乳头小凹 ……………………………………… 1

病例 2　张承芬教授精解牵牛花综合征 …………………………………………… 6

病例 3　张承芬教授精解 Coats 病 ………………………………………………… 10

病例 4　张承芬教授精解视网膜中央静脉阻塞 ………………………………… 22

病例 5　张承芬教授精解视网膜分支静脉阻塞 ………………………………… 39

病例 6　张承芬教授精解脉络膜转移癌 ………………………………………… 47

病例 7　伯克霍尔德菌感染性眼内炎 …………………………………………… 54

病例 8　原发性玻璃体视网膜淋巴瘤 …………………………………………… 61

病例 9　儿童葡萄膜炎黄斑下膜的手术治疗 …………………………………… 67

病例 10　单纯玻璃体腔注气术治疗特发性黄斑裂孔 ………………………… 75

病例 11　眼内颗粒细胞瘤 ……………………………………………………… 81

病例 12　Purtscher 样视网膜病变 ……………………………………………… 88

病例 13　黄斑裂孔自发性反复 ………………………………………………… 94

病例 14　硅油眼眼内炎 ………………………………………………………… 97

病例 15　视网膜血管瘤滋养血管缝扎术 ……………………………………… 102

病例 16　NLRP3 相关自身炎症性疾病眼部改变 …………………………… 109

病例 17　视乳头小凹的手术治疗 ……………………………………………… 117

病例 18　玻璃体切除术后眼内炎 ……………………………………………… 123

病例 19　双侧性弥漫性葡萄膜黑色素细胞增生症 …………………………… 128

病例 20　高度近视视网膜劈裂继发视网膜异常血管 ………………………… 133

病例 21　急性一氧化碳中毒眼部远期并发症 ………………………………… 137

病例 22　结节性硬化症 ………………………………………………………… 143

病例 23　双眼急性梅毒性后部鳞状脉络膜视网膜炎 ………………………… 148

病例 24　成年人视网膜母细胞瘤 ·························· 158

病例 25　首诊于眼科的肠病相关性 T 细胞淋巴瘤 ·········· 164

病例 26　一过性白点综合征 ···························· 169

病例 27　视网膜血管增生性肿瘤 ························· 178

病例 28　年龄相关性黄斑变性合并旁中心凹渗出性血管
　　　　 异常复合体 ································· 183

病例 29　急性区域性隐匿性外层视网膜病变的长期诊治 ······ 191

病例 30　以黄斑水肿为首发表现的多发性骨髓瘤 ··········· 202

病例 31　双眼脉络膜骨瘤 ······························ 210

病例 32　单眼双视神经乳头合并部分虹膜缺损及双眼
　　　　 脉络膜缺损 ································· 218

病例 33　可逆性脑血管收缩综合征的眼部表现 ············· 222

病例 34　狼疮性脉络膜病变 ···························· 227

病例 35　治不好的"弱视" ····························· 238

病例 36　双眼先天性青光眼 ···························· 246

病例 37　双眼 ICL 术后白内障 ························· 252

病例 38　飞秒激光制瓣准分子激光原位角膜磨镶术后角膜
　　　　 上皮植入 ··································· 257

病例 39　眼瘢痕性类天疱疮 ···························· 262

病例 40　角膜层间积液综合征 ·························· 268

病例 41　重眼综合征 ································· 272

病例 42　眼睑松弛综合征 ······························ 276

病例 1
张承芬教授精解
先天性视乳头小凹

📋 病历摘要

【基本信息】

患者，男，8岁。主诉"右眼视力下降，视物变小"。

【眼科检查】

眼科检查见右眼视力0.2，前节未见明显异常，眼底可见先天性视乳头小凹合并黄斑区浆液性视网膜脱离。

【诊断】

先天性视乳头小凹。

【治疗经过】

经视乳头颞侧局部光凝治疗。治疗后随诊4年，右眼视力0.8/Jr 1，视乳头小凹无变化，视网膜脱离平复，黄斑可见中心凹反光

（图 1 −1）。右眼视野也明显恢复（图 1 −2）。

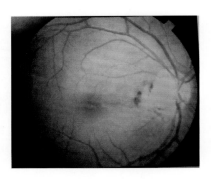

视乳头小凹颞侧可见色素沉着，黄斑区视网膜平复。

图 1 −1　视乳头小凹激光治疗后 4 年眼底照相

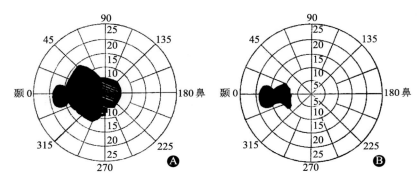

A. 治疗前视野，可见与盲点相连中心暗点；B. 治疗后中心暗点消失。

图 1 −2　视乳头小凹激光治疗前后视野对比

病例分析

　　本病例是一例典型的先天性视乳头小凹，表现为视乳头颞侧局部的组织缺损凹陷。由于当时无光学相干断层扫描（optical coherence tomography，OCT），因此对于黄斑区视网膜神经上皮脱离无进一步影像学评价，但可以参考张承芬教授保存的另一位视乳头小凹患者的 OCT 图（图 1 −3）。在治疗上，作者采用视乳头颞侧激光光凝的方法，成功地造成了局部视网膜与色素上皮的粘连，使视网膜下液吸收，同时视野也有相应的好转。

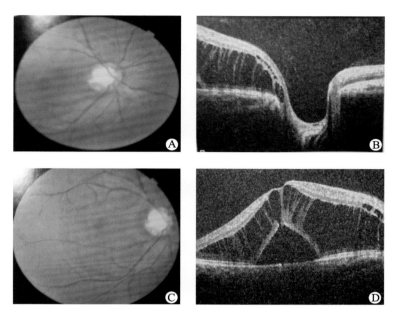

A. 右眼视乳头颞下色淡白，深陷呈一小凹，视网膜中央血管可见，紧邻颞侧视乳头边缘；B. 视乳头处 OCT 检查可见视乳头组织缺失呈一大凹陷；C. 黄斑区可见浆液性视网膜脱离，与颞下方视乳头小凹处相连；D. 黄斑区 OCT 检查见视网膜内囊样水肿及视网膜下积液。

图 1-3　另一位视乳头小凹患者的眼底彩色照相和 OCT 检查

病例点评

先天性视乳头小凹（congenital optic disc pit）是一种少见的视神经发育异常，小凹处的神经组织有局部先天性缺损，可能与胚裂闭合不全有关。在眼病患者中的发病率约为 1/11000。多为单眼发病（85% 以上），与屈光状态亦无明显相关。

本病无明显遗传倾向，也无性别或种族的差异。视乳头小凹于出生前已经存在，出生后早年可能被胚胎残留物充填或遮盖。随着残留物的逐步被吸收，小凹逐渐暴露。文献报道，一般在 18 ~ 35 岁发病，亦可早至 7 岁，晚至 44 岁。可伴有其他先天性异常，如视乳头部分缺损、视乳头下弧、视乳头前膜、残存玻璃体动脉、视网膜脉络膜缺损及单侧视网膜色素变性等，常伴有睫网动脉（59%）。30%～60% 的先天性视乳头小凹患者合并黄斑部浆液性脱离，亦常伴发玻璃体后脱离。视野检查可见生理盲点扩大、束状或弓形暗点，为最常见的视野改变。当视乳头小凹伴发浆液性视网膜神经上皮脱离时，视野中除与盲点相连的束状暗点外，尚有与之对应的视野改变。OCT 检查对于确诊非常重要，可见经过视乳头小凹的平面视乳头组织缺失形成一大的凹陷，伴黄斑区浆液性视网膜脱离时可见视网膜下积液，并有可能同时伴视网膜内积液。荧光素眼底血管造影（fundus fluorescein angiography，FFA）检查可见视乳头早期有一边界清楚的局限弱荧光区，晚期为强荧光区（图 1-4）。

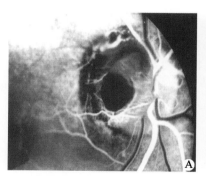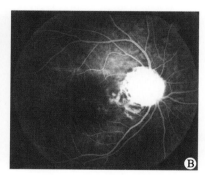

A. FFA 检查静脉早期，视乳头已有荧光，但小凹呈现边缘清楚的弱荧光区；B. FFA 检查静脉晚期，小凹出现强荧光。

图 1-4　FFA 检查

未合并浆液性视网膜脱离的视乳头小凹，易与青光眼凹陷相混淆。可根据有无青光眼病史、眼压、视野及视乳头小凹的临床特点予以鉴别，如通常青光眼视乳头凹陷能于其底部看到筛板。视乳头小凹合并浆液性视网膜脱离者，其脱离的边界一直达到视乳头颞侧边缘，与中心性浆液性脉络膜视网膜病变（以下简称"中浆"）有

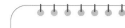

明显的不同，"中浆"的浆液性视网膜脱离，包括浆液性色素上皮脱离和神经上皮脱离，通常位于黄斑中心，范围也有大者，但通常不会达到视乳头边缘。FFA检查可见"中浆"常有不同形态的荧光渗漏点，而视乳头荧光充盈正常。

视乳头小凹早期诊断非常重要，当视网膜下积液量不多时，黄斑部视网膜未发生脱离前，可以考虑激光治疗，部分患者可以改变视力预后。用氩或氪绿激光于视乳头近小凹的边缘做两排光凝，互相交错，可以取得较好效果。当黄斑区视网膜神经上皮脱离时，患者视功能下降明显，通常需要玻璃体切除术联合气体充填，术后视网膜下液可以缓慢吸收，通常需要3个月至半年甚至更长时间。

病例2
张承芬教授精解
牵牛花综合征

病历摘要

患者 A

【基本信息】

患者，男，5岁。主诉"双眼自幼视力差"就诊。

【眼科检查】

眼科检查双眼前节未见异常。眼底：双眼视乳头大，较正常儿童眼底视乳头大3倍。视乳头中央凹陷深，盘缘嵴状隆起，有较多血管由盘缘向四周辐射而出。视乳头外围黄白色隆起，再外圈有不规则色素增生（图2-1）。

笔记

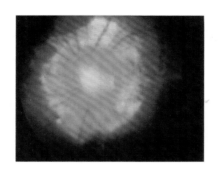

左眼视乳头大，凹陷深，盘上有纱膜状物；盘缘嵴状隆起，有较多血管由盘缘向四周辐射而出；视乳头外围黄白色隆起，再外圈有不规则色素增生，如同一朵盛开的牵牛花。

图2-1　左眼眼底相

【诊断】

双眼牵牛花综合征。

患者B

【基本信息】

患者，男，7岁。主诉"查视力时偶然发现左眼外斜"就诊。

【眼科检查】

眼科检查见右眼视力1.0，左眼视力FC/1 m。左眼外斜。双眼前节未见异常。眼底：左眼视乳头较对侧大，视乳头内组织缺损，有色素增生。FFA检查早期见视乳头内外不规则荧光，晚期全部视乳头强荧光，从视乳头边缘有多支血管向四周辐射（图2-2）。

【诊断】

左眼牵牛花综合征。

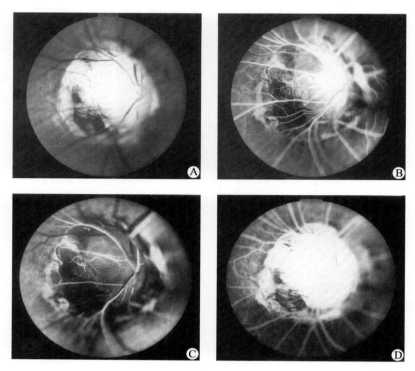

A. 无赤光眼底照相见视乳头增大，视乳头大部分组织缺损，鼻侧尚有近 1/4 视乳头组织，颞侧嵴状隆起，有色素沉着；B. FFA 检查动脉期，视乳头颞侧略强荧光；C. 动静脉期上下盘缘可见多支辐射状血管显影，视乳头内及外围有强荧光出现；D. 晚期，全视乳头显著强荧光，其外围还有一圈强荧光。

图 2-2　左眼无赤光眼底相和 FFA 检查

病例分析

　　如上 2 个患者是典型的牵牛花综合征，具有特征性的眼底表现。如眼底检查可见视乳头较正常增大，发育不全，其底部凹陷，常被绒毛状或不透明白色组织填充，边缘不规整，且隆起似一环形嵴，其上断续有色素沉着。嵴环外可见视网膜脉络膜萎缩区。有较多支血管（一般为 20 支左右）从扩大的相当于视乳头边缘处，或穿过中央不透明组织，爬出嵴环向四周视网膜分布，视网膜血管走行平直，很少分支，动静脉不易分辨，管径均细窄。FFA 检查可见视乳头早期呈弱荧光，视盘周围萎缩区内呈窗样缺损透见强荧光。眼底可见脉络膜毛细血管缺如。晚期视乳头上增殖的组织着染，持续强荧光。由于眼底早晚期均有强荧光及众多平直血管出现，使荧光血管造影分外醒目。这些表现都支持牵头花综合征的诊断。

📋 病例点评

　　牵牛花综合征（morning glory syndrome）是先天性视乳头发育不全的一种表现。其为视神经入口处缺损伴有退化的神经胶质增殖，视网膜血管系统可能为变异的睫状后短血管所供应。眼别无差异。文献中报道大多数单眼发病，双眼发病罕见，男性略多于女性。患眼通常自幼视力差，可合并外斜。

　　由于牵牛花综合征是视神经先天发育异常，因此并无特殊治疗方法。伴发视网膜脱离常起源于视乳头周围，经后极部向颞侧扩展，引起全视网膜脱离，常找不到裂孔，当伴有视网膜脱离时可以考虑手术治疗，但手术复位效果欠理想，近年来发现部分病例视网膜脱离也有自愈可能性，因此目前对于不合并裂孔的视网膜脱离并不主张积极手术。

病例 3
张承芬教授精解
Coats 病

病历摘要

患者 A

【基本信息】

患者，男，15岁。主诉"左眼视力下降，眼前有波纹感"于2006年6月7日于眼科就诊。

【眼科检查】

左眼视力0.4。眼底检查可见左眼颞上方赤道前视网膜血管异常伴出血，颞上方多处硬性渗出，黄斑区上方星芒状渗出（图3-1）。FFA检查见左眼颞上方毛细血管扩张伴局部血管瘤样扩张，较大无灌注区（图3-2）。

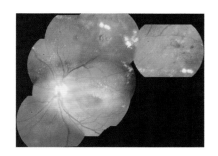

左眼视乳头正常，黄斑区视网膜浆液性脱离，中心凹上半圈星芒状渗出。颞上支血管动脉略细，至赤道部血管细窄，动静脉之间有扩大扭曲呈血管瘤样粗大膨隆的血管，其附近有散在粟粒血管瘤、微血管瘤和斑点状出血，环绕有黄色硬性渗出斑块，正上方亦有小血管不规则变窄及呈白线状。鼻下和正下方视网膜大致正常。

图3-1　左眼眼底彩色照相

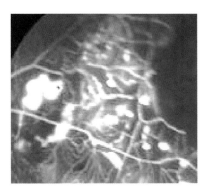

颞上方毛细血管扩张，不同大小形态的血管瘤均显强荧光，并有荧光素渗漏。远周边小血管呈盲端，边界不清。该支血管以外为扩张的毛细血管，并增殖呈网格状，其再往外的区域为大片无灌注区。

图3-2　左眼FFA检查

【诊断】

左眼 Coats 病。

【治疗经过】

行氪绿激光治疗：光斑300 μm，功率340 mW，时间0.2 s，共114点，将颞上方血管瘤和异常毛细血管区做小扇形光凝。

首诊3个月后复查：左眼视力0.5，病变区还有红色血管瘤样病变，周边还有无灌注区（图3-3），再次局部光凝异常扩张

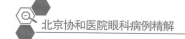
的毛细血管、血管瘤等病变,并在毛细血管无灌注区做区域播散性光凝。氪黄和氪红激光,光斑 200～300 μm,功率 320 mW,时间 0.2～0.3 s,共 132 点。

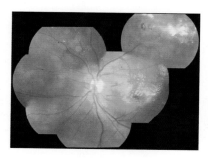

黄斑区浆液渗出明显吸收,尚见黄色斑点渗出,呈扇形,颞上方血管瘤均消失,可见黄白色机化斑痕和色素性激光斑。

图 3-3　左眼激光治疗后 3 个月

首诊 6 个月后复查:视力 0.8(图 3-4),行第 3 次激光治疗:光斑 100～300 μm,功率 220～240 mW,时间 0.2 s,共 306 点。

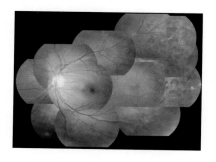

左眼黄斑区原扇形渗出几乎全部吸收。上方尚可见黄色斑块,光凝区色素增多。

图 3-4　左眼激光治疗后 6 个月

首诊 12 个月后复查:视力 1.2,在颞下、正下又出现微血管瘤和大动脉瘤,其下有视网膜下积液(图 3-5),遂行第 4 次激光治疗封闭异常血管和血管瘤:氪黄和氪绿激光,光斑 200～300 μm,功率 240 mW,时间 0.15～0.2 s,共 288 点。

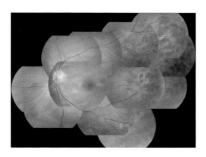

黄色斑点渗出几乎全部吸收，正颞侧色素斑块明显。

图3-5　左眼激光治疗后12个月

首诊24个月后复查：视力1.2，第5次补充激光光凝：光斑100 μm，功率100～130 mW，时间0.2 s，共38点。随访6年，病情稳定（图3-6、图3-7）。

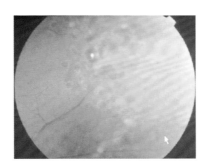

颞上象限原为显著异常病变区，已看不出任何红色病变，只可见色素化的激光斑。

图3-6　左眼激光治疗后6年

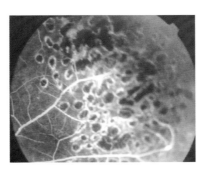

颞上区域激光斑处可见密集的色素沉着，遮挡荧光，激光斑外围透见荧光，视网膜血管显影，局部管壁染荧光，但无渗漏。

图3-7　左眼激光治疗后6年FFA检查

患者 B

【基本信息】

患者，女，5 岁。主诉"家长偶然发现患儿右眼视力低下，暗光下瞳孔区内有似猫眼的黄色反光"。

【眼科检查】

右眼视力 0.1。眼科检查见右眼黄斑区大量结晶样渗出，伴视网膜下积液（图 3-8），颞侧血管至周边可见血管瘤样扩张（图 3-9）。

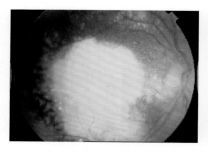 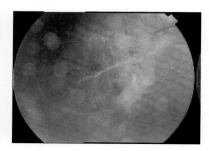

图 3-8　右眼黄斑区大量灰黄色　　　图 3-9　右眼颞侧血管至周边可见
渗出隆起，视网膜下积液较多　　　　　　其呈血管瘤样扩张

【诊断】

右眼 Coats 病。

【治疗经过】

经多次激光光凝，患儿视力提高至 0.3，病灶达到稳定（图 3-10）。

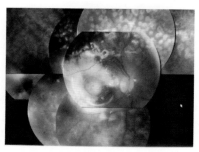

黄斑大片黄色渗出已紧缩成堤坝样，中心凹处呈大圆形灰白渗出斑，正上和颞上可见光凝斑。

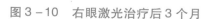

图 3-10　右眼激光治疗后 3 个月

患者 C

【基本信息】

患者，男，18岁。主诉"左眼视力下降、眼前黑影"1974年来我院就诊。

【眼科检查】

检查眼底发现左眼颞下方周边部视网膜动脉有黄白色鞘，附近黄色斑点沉着，FFA检查显示该区视网膜毛细血管不规则扩张迂曲，有小片无灌注区。

【诊断】

左眼 Coats 病。

【治疗经过】

给予激光光凝治疗。

此后患者移居海外，1994年回国，于外院复查眼底发现鼻侧亦有类似病变，并在当地医院接受激光治疗。最佳矫正视力可达1.0。

2002年5月9日，患者来我院检查，发现仍有局部病灶不稳定（图3-11），于我院行第3次氪黄和氪绿激光治疗：光斑200 μm，功率250～280 mW，时间0.2 s。

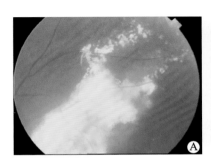
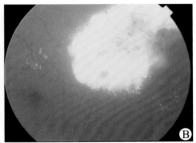

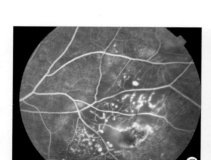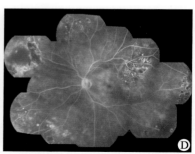

A. 黄斑区颞上大片黄色渗出伸向周边；B. 黄斑区颞侧大片黄色渗出边界清晰，与中心凹相距尚远；C. 颞侧周边毛细血管扩张、扭曲，有似血管瘤样扩张，其间有无灌注区及小出血斑；D. 颞上支静脉血管不规则扩张，各个方向均有新旧不等的病灶，黄斑轻度荧光渗漏。

图 3-11 左眼 FFA 检查

患者 D

【基本信息】

患者，男，26 岁。主诉"左眼视力减退" 1956 年 10 月首诊于我院眼科。

【眼科检查】

检查左眼视力 0.6，眼底检查见左眼颞上方视网膜微血管瘤样扩张，伴视网膜水肿，黄斑区星芒状渗出（图 3-12）。

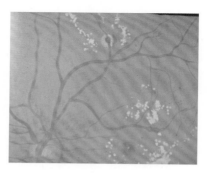

颞上动脉支的第 2 分支主干上，距黄斑颞上方不远处有接连 2 个梭形扩张、呈红色的粟粒状动脉瘤，中心反光增宽。以瘤体为中心的视网膜水肿，其外缘绕以硬性渗出环。静脉色略紫暗，黄斑水肿，并有星芒状渗出。

图 3-12 初诊左眼眼底检查

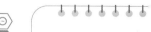

【诊断】

左眼 Coats 病。

【治疗经过】

因 20 世纪 50 年代对于 Coats 病并无特别的治疗方式，因此嘱患者观察。7 年后患者复诊，左眼视力 0.1，左眼颞上方异常血管增多，黄斑区结晶样渗出增多（图 3 - 13）。32 年后患者复诊，左眼无光感，视网膜全脱离，隐约可见异常血管（图 3 - 14）。

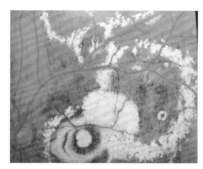

黄斑渗出增多，中央为浓厚的黄白色团块，颞侧与较宽的渗出环连接，环中央可见异常扭曲的血管、外围发白的血管瘤。正上方的血管瘤还可见。

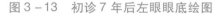

图 3 - 13　初诊 7 年后左眼眼底绘图

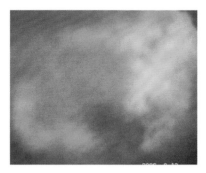

可见黄色隆起，视网膜全脱离，其上有出血，隐约可见异常血管。

图 3 - 14　初诊 32 年后左眼彩色眼底照相

病例分析

患者 A，为早期病变，在左眼颞上周边有毛细血管扩张、不同

17

形态的血管瘤和毛细血管无灌注区，黄斑有明显的浆液性视网膜脱离和星芒状渗出，经过数次激光治疗后，眼底情况逐次好转，黄斑渗出吸收，视力稳步提高。6年后随访，视力1.2，黄斑可见中心凹光反射，复查FFA发现颞上激光斑清晰，异常血管和不同大小的血管瘤均已消退，无荧光素渗漏。

患者B，5岁来诊时右眼视力只有0.1伴外斜视，颞侧视网膜几乎全部隆起，累及黄斑，颞侧周边有异常扩张的视网膜血管和血管瘤。数次激光治疗后最终视力虽然只有0.3，但视网膜已复位。

患者C和患者D就诊时已成年，属于成年型Coats病，通常发病晚，发展慢，视力预后好。

患者C，早年在1个象限有异常血管和血管瘤，治疗后多年在另外几个象限仍有病变缓慢发展，经几次治疗，28年后黄斑中心区还保持未受侵犯，周边新发现的病灶经再次激光治疗后好转。因此，Coats病成年型也需要长期随诊，必要时及时补充激光治疗。

患者D，在没有激光治疗也没有抗新生血管药物的条件下，Coats病眼底由最早只有异常血管、局部渗出，发展至全视网膜脱离历时长达32年，视力由最初的0.6丧失至无光感。

从这4例Coats病的诊治经历和长期随诊结果看来，早期发现、早期激光光凝是治疗Coats病的最佳选择。在黄斑受累之前越早诊断、越早治疗，视力预后越好。门诊激光治疗并取得良好疗效的病例中，不乏年仅5岁的幼儿。此外，必须坚持长期定期复诊，必要时再次补充激光治疗。

🩺 病例点评

Coats病，又名外层渗出性视网膜病变，好发于少年男性，12

岁以下占97.2%，但也有小至4个月的婴儿、长至60岁老者患病。绝大多数为单眼发病，偶见双眼发病者。早期病变位于眼底周边部，无自觉症状。当病变波及黄斑时才有视力减退。常因儿童出现斜视或"白瞳症"而就诊。Coats病眼底可见视网膜周边小动脉变细，并有球形或梭形瘤样局部扩张，有时呈环套纽结状，可伴有新生血管和短路交通支形成。常见视网膜下黄白色不规则的渗出斑块，在渗出的表面和附近，常可见深层出血和发亮小点状胆固醇结晶。早期黄斑即可有水肿和渗出，呈星芒状或斑块状，以后可机化成瘢痕。本病自然病程呈缓慢进展，视网膜渗出加重，发展成局部或全部视网膜脱离。病程晚期，可并发白内障、新生血管性青光眼、虹膜睫状体炎及眼球萎缩等严重并发症。FFA检查可见视网膜小动脉管囊样扩张，梭形或串珠状动脉瘤、粟粒状动脉瘤、大动脉瘤和微血管瘤，以及毛血管无灌注区，毛血管扩张、迂曲。这些异常血管极易渗漏，使病变区被荧光素着染成一片强荧光，如有出血则遮挡荧光。

在治疗方面，由于病因不明，无药物可阻止Coats病的自然发展，只有激光治疗有效而持久。在Coats病早期，病变尚局限，无或只有轻度视网膜水肿/积液，可用激光光凝粟粒状动脉瘤、微血管瘤及毛细血管扩张区，使异常血管封闭、萎缩；视网膜内和（或）视网膜下原有渗出则由视网膜巨噬细胞清除和吸收。如脂质渗出广泛，在无渗出区的边缘或渗出稀薄处激光光凝，仍可逐步促进好转。激光需覆盖FFA显出的所有无灌注区，以防止异常血管再生长。早期病变光凝治疗，既简便又可得到较好疗效。激光治疗前先调整能量，从低能级开始，逐渐增大至视网膜出现中白外灰反应斑为宜。激光参数一般为光斑直径200～300 μm，时间0.2～0.5 s，功率140～600 mW，首先光凝异常血管区的中心部位，逐步向周围

笔记

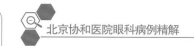

扩展,播散性光凝整个异常血管区,包括毛细管无灌注区。对于粗大如瘤样扩张的异常血管,可联合播散性光凝和局部直接光凝,甚至可反复击射使瘤样扩张处发暗,管径变窄或血流节断。异常血管合并渗出性视网膜脱离时宜先光凝视网膜水肿轻、渗出少的异常血管,然后再治疗渗出多的异常血管。在 Coats 病进展期,对于合并大量渗出的异常视网膜血管,常需多次反复治疗,2 次光凝间隔2 ~ 3 周,直到视网膜异常血管全部封闭为止。若广泛渗出性视网膜脱离,需要手术放出视网膜下积液,合并冷凝治疗。如异常血管区没能完全封闭,术后可再做激光光凝。

张承芬教授曾随访激光光凝 Coats 病 40 例,15 例疗效显著,异常血管封闭,渗出完全吸收。19 例异常血管减少,大部分渗出吸收。对视网膜明显水肿或浅脱离者需多次激光光凝,随着色素增殖,对激光能量吸收增强,可加强激光效应。若不能坚持随诊并及时补加激光则影响疗效。视力预后取决于黄斑是否受累,在黄斑受损之前激光治疗,视力可保存或增进。激光治疗完成后,眼底虽有可见的色素瘢痕,还需再做 FFA 检查,若发现残留的异常血管,需补充激光。成年型 Coats 病是指在成年以后才诊断为 Coats 病者,其眼底具有与少年患者相似的病变,但病变较局限且发展缓慢。

1980—2006 年,张承芬教授诊治成年 Coats 病患者 18 例,男性14 人,女性 4 人。首诊年龄为 37 ~ 55 岁,平均 43 岁;均为单眼发病,右眼 7 只,左眼 11 只;平均随诊时间 3.7(1 ~ 15.3)年。眼底:玻璃体大多清亮,仅 4 只眼有少许混浊。眼底病变局限于 2 个象限以内,位于颞侧最多(15/18 只眼),鼻侧者甚少(4/18 只眼),正上仅有 1 只眼。有 2 只眼的病变累及 2 个象限。于病变处可见视网膜血管不规则扩张、粟粒状动脉瘤、大动脉瘤、微血管瘤和毛细血管无灌注区。病变区域有黄白色硬性渗出,呈大片块状或

笔记

成簇的团状。过半数患眼有黄斑水肿或渗出。4 例有局限性视网膜脱离，1 例较为广泛。3 例有视网膜出血。对 17 例（17 只眼）采用激光光凝，1 例为手术放液加激光光凝。全部病例治疗后眼底渗出和（或）出血吸收，视网膜复位。末诊视力与治疗前相比，绝大多数（64.3%）增进 2 行或保持在 1.2 ~ 1.5，无视力减退 2 行以上者。

Coats 病在成年期首次被确诊称为成年期 Coats 病，其具有与少年患者相似的视网膜血管异常，但也有与之不同的特征：受累范围局限，进展缓慢，出血少，黄斑受损轻，激光治疗后绝大多数视力增进，视力预后较好。关键在于早诊断，早治疗，并需定期随诊，需要时予以补充激光治疗。

病例 4
张承芬教授精解
视网膜中央静脉阻塞

📋 病历摘要

患者 A

【基本信息】

患者，男，54 岁。主诉"左眼视力突然下降 1.5 个月"，2005 年 6 月 17 日于眼科就诊。

患者有高血压、高脂血症和颈动脉轻度供血不足（颈部彩色超声检查）病史，左眼曾于 2005 年 4 月 23 日和 2005 年 5 月 17 日 2 次眼底出血，此次为第 3 次发病。

【眼科检查】

左眼视力 0.3。眼底检查见左眼视乳头水肿，视网膜各象限广泛水肿和浓密出血（图4-1）。与之前对比，此次视网膜出血增多，FFA检查（图4-2）显示视网膜广泛出血，遮挡荧光未见无灌注区。患者曾在外院做OCT检查（图4-3），发现黄斑明显囊样水肿，并予球后注射曲安奈德。

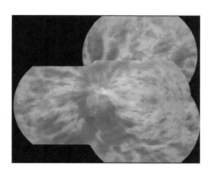

视乳头水肿、边界不清、被出血覆盖，略隆起，颜色略红。视网膜广泛水肿和浓密出血，各个象限均有，包括视盘和黄斑。

图4-1   左眼眼底拼图

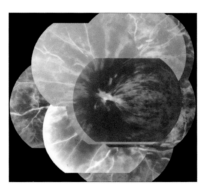

左眼视网膜血循环淤滞，视网膜静脉起伏迂曲，呈节段状显影；全眼底广泛出血遮挡荧光，未见无灌注区。

图4-2   FFA检查（2005年7月5日）

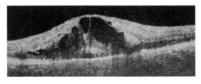

黄斑神经上皮内积液多，视网膜色素上皮（retinal pigment epithelium，RPE）不规则变薄。

图4-3   左眼OCT检查（2005年5月17日）

笔记

血清学检查：风疹病毒 IgG 抗体（RV－IgG）（＋）1∶160；巨细胞病毒 IgG 抗体（CMV－IgG）（＋）1∶16；单纯疱疹病毒 IgG 抗体（HSV－IgG）（＋）1∶128；胸部 X 光片正常；结核菌素纯蛋白衍生物（tuberculin purified protein derivative，PPD）试验 72 h 结果：红晕 3.5 cm×3.5 cm，硬结＋小水疱 1.0 cm×1.0 cm。

【诊断】

左眼视网膜中央静脉阻塞，血液循环淤滞状态，黄斑水肿。

【治疗经过】

（1）第一阶段治疗

予静脉输血栓通治疗。左眼玻璃体腔内注射曲安奈德（0.1 mL/4 mg），随后规律随诊眼压。1 个月后，出血有所吸收。

（2）第二阶段治疗

2006 年 3 月复诊，左眼视力 0.3，视乳头水肿消退，视网膜出血减少（图 4－4）。FFA 检查左眼鼻下可见数个小片视网膜无灌注区，正下可见一块连片较大的无灌注区，鼻下散在显荧光的微血管瘤（图 4－5、图 4－6）。OCT 提示黄斑水肿较前明显好转（图 4－7）。予激光光凝治疗：用氪黄激光，做区域性播散性光凝，封闭微血管瘤和局部无灌注区，参数：光斑 100～300 μm，功率 100～180 mW，时间 200 ms，点数 405；另在黄斑区做个弧形阈值下不可见激光光凝，参数：光斑 75 μm，功率 100 mW，时间 200 ms。

（3）第三阶段治疗

2006 年 4 月起出现左眼晶状体后囊混浊，随后逐渐加重。2006 年 4 月 7 日，行曲安奈德 25 mg 左眼结膜下注射，同时口服 Diamox 125 mg（2 次/日）。3 周后复查，左眼眼压升至 33.6 mmHg，加用 0.2% 阿法根（2 次/日），2% 美开朗（2 次/日），0.25% 适利达（每晚）。继续随诊眼压，调整局部降眼压药，但眼压始终控制不佳，波动于 27.5～40.1 mmHg。

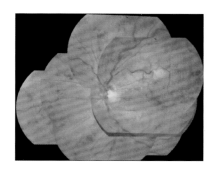

视乳头水肿消退，边界清。视网膜静脉轻度迂曲充盈，颞上支较为显著。视网膜出血减少，中周部还见到部分隐退的多片出血。后极部和黄斑还有水肿，但较前明显好转。

图 4 - 4　2006 年 3 月左眼眼底拼图

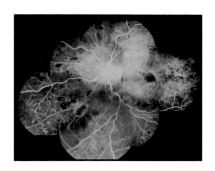

视盘和黄斑水肿较前减轻，仍有强荧光。视网膜静脉行径迂曲但无壁染；正上、鼻上、鼻下和颞侧象限可见小的视网膜无灌注区和微血管瘤。

图 4 - 5　2006 年 3 月左眼 FFA 检查拼图

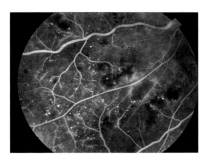

鼻下可见数个小片视网膜无灌注区，正下可见一块连片较大的无灌注区，鼻下散在显荧光的微血管瘤。

图 4 - 6　左眼 FFA 检查

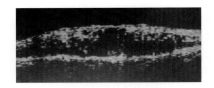

图 4 - 7　2006 年 3 月左眼 OCT 检查示
视网膜积液较初诊时有所减少

（4）第四阶段治疗

2006 年 5 月复诊时左眼视网膜激光斑可见，出血基本消失
（图 4 - 8），黄斑水肿明显好转（图 4 - 9）。

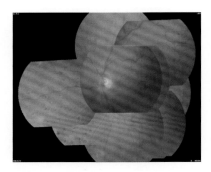

图 4 - 8　2006 年 5 月左眼眼底颞上支静脉行径略
充盈迂曲，比 2 个月前好转

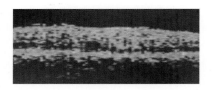

图 4 - 9　2006 年 5 月左眼 OCT 检查示黄斑已不隆起，
神经上皮积液明显减少

2006 年 6 月 9 日，氪黄激光补充左眼激光光凝，封闭正上偏鼻
侧微血管瘤和无灌注区，参数：光斑 75～200 μm，功率 50～280 mW，
时间 10～20 ms，共 66 点。

2006 年 6 年 20 日，取出左眼结膜下曲安奈德。1 周后，左眼眼
压下降至 30 mmHg 以下，偶波动上升至 36～37 mmHg，至 2006 年 7

笔记

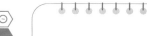

月 7 日以后，下降至 25 mmHg 以下。

2006 年 9 月 12 日，以多波长氪激光增补光凝欠缺处，参数：光斑 100～200 μm，功率 320～340 mW，时间 200 ms，共 191 点。

随诊过程中静脉滴注香丹注射液、ATP×2、辅酶 A×1、维生素 C 注射液，口服维生素 B$_1$、甲钴胺（弥可保）、金纳多、复方丹芎片、卵磷脂络合碘（沃丽汀）、递法明等。

2012 年 6 月 1 日，行左眼超声乳化白内障摘除术及人工晶状体植入术，术后视力 0.6。眼底情况稳定（图 4-10），激光斑清晰，未见出血渗出及新生血管，OCT 示黄斑颞侧视网膜变薄伴局限前膜（图 4-11）。

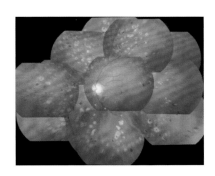

白内障手术后，眼底所见清晰。视乳头颜色黄红，生理凹陷色浅淡，C/D 为 0.5～0.6。视网膜静脉不迂曲，不扩张。视网膜无出血、无水肿。沿血管旁激光斑排列有序，并有色素出现。

图 4-10　左眼眼底拼图

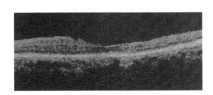

黄斑无水肿，神经视网膜鼻侧较颞侧略厚，水肿已消退，中心凹有黄斑前膜。

图 4-11　左眼 OCT 检查

患者 B

【基本信息】

　　患者，女，30 岁。主诉"右眼视力下降 1 个月余"，2011 年 1 月 7 日就诊于我院眼科。

　　患者既往曾因慢性肾炎，在内科行肾活检，病理诊断为增生性肾小球 IgA 型肾炎、IgA 肾病Ⅲ～Ⅳ级（图 4 - 12、图 4 - 13）。

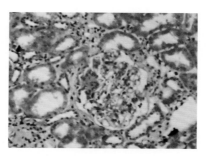

系膜增生性肾小球肾炎（中度）伴节段性硬化，结合免疫荧光，符合 IgA 肾病Ⅲ～Ⅳ级（Lee 氏分级）。

图 4 - 12　肾活检 HE（×200）

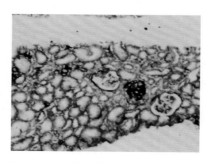

图 4 - 13　肾活检 PASM（×100）

【眼科检查】

　　右眼视力 0.5，眼底检查见右眼视乳头水肿隆起，视网膜各象限均见火焰状出血（图 4 - 14）。FFA 见造影早期右眼后极部视乳头强荧光，视网膜静脉充盈迂曲明显（图 4 - 15），中期视网膜静脉充盈迂曲，颞侧分支静脉强荧光，末梢支扩张有渗漏，颞侧、下方血管分支末梢支明显扩张有渗漏（图4-16），晚期示视乳头和视网膜均明显渗漏，后极呈强荧光延及黄斑（图4-17）。OCT示黄斑水肿明显（图4-18）。

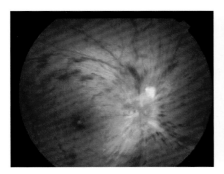

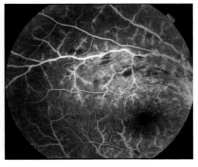

视乳头略隆起，边界不清，上下缘更模糊，有出血和渗出，颞上缘被血遮盖，视网膜静脉迂曲充盈，上方各支更为明显，沿血管走行，散在视网膜线状浅层出血。

图4-14　右眼眼底彩色照相

早期后极部视网膜静脉充盈迂曲明显，出血遮挡荧光，颞侧分支静脉远端强荧光显影，末梢支扩张有渗漏。

图4-15　右眼FFA检查

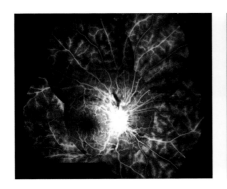

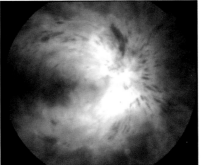

右眼视乳头强荧光，视网膜静脉充盈迂曲，颞侧分支静脉强荧光，末梢支扩张有渗漏，颞侧、下方血管分支末梢支明显扩张有渗漏，出血遮挡荧光，浅层多为火焰状、线条形遮挡荧光，血管间弱荧光，为深层出血遮挡背景荧光。

图4-16　FFA检查中期眼底拼图

右眼视乳头和视网膜均明显渗漏，后极呈强荧光延及黄斑，浅层和深层出血遮挡其下荧光。

图4-17　FFA检查晚期检查

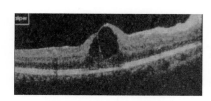

图 4 - 18　右眼 OCT 检查示黄斑区神经上皮内积液，
局部神经上皮变薄

【诊断】

右眼视网膜中央静脉阻塞，黄斑水肿。

【治疗经过】

药物治疗：血栓通、甲钴胺（弥可保）、复方丹芎片、维生素 B_1、维生素 C，局部降眼压药滴眼。发病前内科给予口服激素治疗：泼尼松 45 mg（1 次/日）开始，每个月减口服日剂量 2.5 mg，减至 10 mg（1 次/日）时，患者自觉视力下降，眼科首诊时泼尼松剂量 7.5 mg（1 次/日）；同时球侧注射曲安奈德 20 mg。治疗后 2 个月复诊，右眼视力提高至 0.7，黄斑水肿明显缓解（图 4 - 19）。

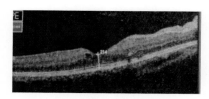

图 4 - 19　治疗后 2 个月黄斑水肿明显好转

病例分析

1. 患者 A

（1）在治疗中，活血化瘀、改善视网膜微循环贯彻始终

患者来我院初诊时，主诉左眼视力突然下降 1.5 个月，此前曾有 2 次类似发作，眼底各个方向均有较多出血，此次比前两次出血

为多，黄斑有囊样水肿。诊断为左眼视网膜中央静脉阻塞。FFA示视网膜出血广泛，未见无灌注区。予静脉滴注血栓通、丹参注射液等活血化瘀类药物治疗。

2005年7月6日，为了减轻视网膜和黄斑水肿，左眼玻璃体腔内注射曲安奈德4 mg。同时控制高血压、高血脂。患者5年来血压曾一度偏高，用药控制至130/90 mmHg；颈动脉轻度供血不足（颈动脉彩色超声检查结果）。经过静脉滴注血栓通注射液、丹参注射液等药物治疗，3周后眼底出血逐渐减少，黄斑水肿有所降低。

2005年9月30日，左眼视网膜出血又有消退，复查FFA，整个眼底循环淤滞，早、中、晚期各象限均为出血遮挡，还未现无灌注区，继续静脉滴注香丹注射液40 mg（400 mL），加ATP×2、辅酶A×1、维生素C。口服复方丹参片5片（3次／日）、布洛芬（芬必得）1片（3次／日）、碳酸钙（协达利）2片（3次／日）、甲钴胺（弥可保）500 mg（3次／日）。自备云南白药、丹参片、银杏叶等药。为减轻黄斑水肿曾短期服用Diamox 125 mg（2次／日）。

（2）适时激光光凝是重要的治疗保证

考虑到患者及其家属对于激光治疗的重重顾虑，在没有出现无灌注区以前，保持用静脉滴注活血化瘀类药物，也曾用过短期非甾体抗炎药，如布洛芬（芬必得）等。出血减少后经过多次FFA检查，未发现无灌注区。

直至2006年3月3日，发现鼻下和颞上局部有无灌注区和微血管瘤后，才做了沿阻塞静脉两侧激光光凝，减少毛细血管张力。对于持续的黄斑水肿，曾用曲安奈德球内注射、黄斑区局部光凝。为了最大限度保留视网膜功能，减少激光对视网膜的损伤，光斑分布较为稀疏，希望以最少的视网膜损伤得到播散性光凝效应。其后视

31

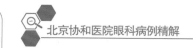
网膜水肿和出血继续消退。

2006年6月9日复诊：激光分布较规律处，激光斑清晰，附近视网膜干净，水肿和出血都少，而激光稀疏处视网膜还有散在出血，FFA又出现小片无灌注区，当即及时补充了激光光凝。最后眼底出血、黄斑水肿改善，FFA、OCT都显示患者康复。

本例治疗经过充分表明，对于视网膜中央静脉阻塞患者，特别是有高血压、高血脂、颈动脉狭窄的非年轻视网膜中央静脉阻塞患者，眼底有满布的水肿和出血，尽管FFA未能出现无灌注区，其原因不排除视网膜出血浓密，深浅层出血致密遮挡，或病程短，又在积极药物治疗中，缺血的程度尚不够，因而未出现毛细血管无灌注。

本例是在3个月后鼻下象限有微血管瘤，勾画出其圈内的无灌注区。最终看来，对缺血型视网膜中央静脉阻塞，仅用药物还是不够的。早做激光治疗，才有利于改善视网膜缺氧状态，有助于黄斑水肿的早日消退。当然，在出血满布的眼底，激光治疗必须选用红色激光，在出血吸收的空隙做光凝，或等到出血吸收做FFA检查，出现局部无灌注区和微血管瘤时做光凝封闭更好。

本例治疗还算时机把握得当，及时做黄斑局部光凝，播散性激光光凝，阈值下黄斑格栅样光凝，并能定期随诊适时补足，而且所用参数都是较轻的能级水平，总共激光662点，以致达到较好的预后：最后视力为0.6，黄斑OCT示恢复大致正常，视野也无大的缺损。本例诊治经过表明，对缺血型视网膜中央静脉阻塞尽可能早地进行光凝治疗是不可替代的治疗选择。控制全身情况（高血压、高血脂，乃至高血糖等，本例有颈动脉硬化），长期应用活血化瘀等药物有一定助益。理论上，早行激光治疗，可能会更好地保护中心视力，黄斑水肿恢复快，视力的恢复更完好。

（3）黄斑水肿是视网膜中央静脉阻塞常见且影响中心视力的并发症

在视网膜中央静脉阻塞，因视网膜循环淤滞，黄斑水肿是常见且影响中心视力的并发症。为治疗，本例先后用了球内及球侧注射曲安奈德、口服及静脉滴注药物、黄斑局部光凝、播散性激光光凝、阈值下黄斑格栅样光凝等（都是较轻的能级水平，总共激光662点），也曾用 Diamox 125 mg（3次／日），后因手麻而停用。最后黄斑水肿完全消退，黄斑遗留色素沉着、黄斑前膜。

（4）曲安奈德的应用和对眼压的影响

1）曲安奈德与视网膜下积液

曲安奈德有助于黄斑水肿的消退是肯定的，但其效果是有时限的。本例治疗经过表明，曲安奈德注射后，神经上皮下积液较前吸收，但其作用随着时间延长而减弱。而且本例发生难治的青光眼，用多种降压药无效，取出后，高眼压才得以控制，但黄斑水肿随即复发。

2）曲安奈德与眼压

本例视网膜中央静脉阻塞合并显著的黄斑水肿，发病早期就用了曲安奈德。先后用了球内（玻璃体腔内）和前球侧（结膜筋膜下）注射。玻璃体腔内注射曲安奈德 0.1 mL／4 mg，20天内复诊，视力右眼1.5，左眼0.2。眼压：右眼 12.7 mmHg，左眼 15.4 mmHg。眼压升高不超过 18～22 mmHg。1个月后复查，黄斑水肿明显减轻后又加重。

2006年4月7日，左眼下穹窿结膜筋膜下注射曲安奈德25 mg，12天后（2006年4月19日）眼压开始升高，至 33.6～40.3 mmHg。局部点用 3～4 种降眼压药：美开朗、阿法根、派立明、适立达，口服 Diamox，左眼眼压仍不下降，后用 50% 甘油盐水，下降到

笔记

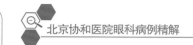
29.5 mmHg。2006 年 5 月 16 日，左眼眼压 35.9 mmHg；2006 年 6 月 9 日，左眼眼压 35.6 mmHg；2006 年 6 月 20 日下午，取出结膜筋膜下曲安奈德。1 周后，眼压下降至 30 mmHg 以下，其后曾波动上升至 36~37 mmHg。2006 年 7 月 7 日，眼压下降并平稳维持。2006 年 7 月 26 日，眼压下降至 25 mmHg 以下，再未上升。本例表明曲安奈德与高眼压有关，球内注射 4 mg 未致眼压升高，而结膜筋膜下注射 25 mg 曲安奈德升高了眼压，而且非常顽固，现有降眼压药均无满意效果，以致取出后近 5 周，眼压才平稳下降至正常。因此，曲安奈德控制黄斑水肿有短时效，需注意剂量，球内注射 4 mg 未引发眼压升高，但结膜筋膜下剂量大，出现了难治性青光眼。对于年长视网膜中央静脉阻塞合并黄斑水肿患者，曲安奈德可用，剂量宜小勿大，要充分考虑其作用的短时性和可能出现的合并症，还应在活血化瘀改善微循环治疗中，积极准备激光治疗。

（5）视网膜静脉阻塞的恢复是较长的过程

视网膜中央静脉阻塞发病之初视网膜循环阻滞，等待出血和水肿吸收好转后，较长时间内还会出现分散的小出血点，本例于 2006 年 9 月 22 日、2006 年 10 月 24 日、2006 年 11 月 16 日和 2006 年 12 月 26 日多次复查眼底，由于白内障屈光间质不清晰，FFA 未再出现无灌注区，但在不同象限均出现过小红点状出血，直至 2012 年白内障手术后复查，眼底清晰可见，才未再发现任何出血斑点。因而对于视网膜中央静脉阻塞的关注应持续较长时间，使用活血化瘀药物，控制高血压、高血脂、高血糖都不能放松，并应定期复查。此为治疗患眼的需要，也是对另只眼的防护，对其心脑血管也会大有裨益。本例患者在治疗视网膜中央静脉阻塞过程中血压、血脂保持正常，心脑状况良好。曾一度放松监控，眼底情况反复，自我感觉也下降。

视网膜静脉阻塞是眼底视网膜血管意外，是患者全身情况的反映，是血管壁组织状况包括动脉硬化、血管动力学、血液成分、血压、心理自我调节等失常的综合生理病理表现，应该引起长期关注和积极应对，包括同一眼的其他支血管，另只眼的血管，特别是新的心脑血管意外要警惕并加以预防。

2. 患者 B

（1）全身情况与视网膜静脉阻塞的关联

本例患者，女性，主诉右眼视力逐渐减退 1 个月，眼底表现为视乳头水肿，散布较广泛，浅、深层视网膜出血，视网膜静脉迂曲、充盈，黄斑水肿，可诊断为视网膜中央静脉阻塞淤滞型合并黄斑水肿。此期间正值患 IgA 肾炎，肾内科予以泼尼松治疗，开始剂量为45 mg/d，每月减量2.5 mg/d，减至口服 10 mg/d 开始觉右眼视力下降。肾活检为增生性肾小球肾炎，结合免疫荧光符合 IgA 肾病 Ⅲ ~ Ⅳ级，看来本患者发病与全身情况有关。患者还患过中耳炎，后来均好转。与全身疾病相关的视网膜中央静脉阻塞，单眼受损的原因，可能与眼解剖或屈光差异有关，但本患者复诊时间短，未能探知。

（2）本例视网膜中央静脉阻塞的 FFA 特点

眼底和 FFA 检查表明本例视网膜中央静脉阻塞，视乳头水肿显著，视乳头上毛细血管扩张渗漏，视乳头显著强荧光。各支静脉血管血流迟缓，各分支静脉直至末梢小分支扩张、充盈，荧光素渗漏和壁染，符合炎症性血管阻塞，与全身 IgA 肾炎有关，用激素治疗有效。患者是在口服泼尼松减量过程中出现眼部症状的，很明显与全身疾病（肾炎）反复紧密相关。而当眼科加用长效激素球旁注射后，视网膜中央静脉阻塞、黄斑水肿得到控制，随诊期间 OCT 显示黄斑水肿每次均较前次好转，最后视网膜内积液完全消退，视力恢复接近正常。

（3）本例视网膜中央静脉阻塞与全身疾病的关系

患者在我院肾内科住院，肾活检结果：系膜增生性肾小球肾炎（中度）伴节段性硬化，结合免疫荧光，符合 IgA 肾病 Ⅲ ～ Ⅳ 级（Lee 氏分级）。用糖皮质激素治疗有效，右眼发病于激素减量过程中，眼科予前球侧注射长效糖皮质激素（曲安奈德），眼底视网膜静脉炎症性阻塞得以控制。本例球侧注射曲安奈德，没有眼压增高。考虑可能由于患者年轻，口服激素已数月，眼压较平稳。按照内科治疗计划，此后口服泼尼松 7.5 mg/d×3 个月，5 mg/d×4 个月，对于右眼视网膜中央静脉阻塞恢复视网膜血循环也有裨益。

病例点评

视网膜中央静脉阻塞（central retinal vein occlusion，CRVO）是常见的可致盲的视网膜血管疾患。多发生在 50 岁以上的中老年人，男女发病无明显差异。

临床症状主要表现为突然发生的视力障碍，视力多降到数指或仅能辨手动，也有于几天内视力逐渐减退者，也可有一过性视力减退。周边视野常为正常或有不规则的向心性缩小，中心视野常有中心或旁中心暗点。

眼底检查可见视乳头充血、色较红，边界模糊。视网膜静脉血流淤滞、色紫暗，管径不规则、显著扩张，可呈腊肠状，甚至结节状。视网膜动脉可能因反射性功能性收缩或已有的动脉硬化而出现狭窄。视网膜水肿，甚至明显隆起，以致视网膜血管好似出没于出血、水肿的组织中。整个眼底满布大小不等的视网膜出血斑，浅层较多，亦有圆形或不规则形的深层出血，可发生视网膜前出血甚至玻璃体内出血。当出血开始吸收时，可见不规则的灰白色斑块掺杂于出血之间。黄斑经常有弥漫或囊样水肿、出血。有时黄斑中心凹处呈囊样变性，出血在囊内形成半月形或半圆形液平面。

FFA 检查可将视网膜中央静脉阻塞分为缺血型和非缺血型 2 种。①缺血型：当阻塞病情发展近完全时，视网膜循环时间延长；视乳头边界不清，其上毛细血管扩张、荧光素渗漏。眼底出血增加，满布眼底，使脉络膜与视网膜荧光遮蔽，看不见视网膜毛细血管循环的情况。而未被出血遮掩的静脉显著扩张、迂曲，管壁着染更加醒目。在出血稀疏处，亦可透见视网膜静脉渗漏到组织的荧光。在发病后 2~3 个月，出血大多吸收，荧光素眼底血管造影显示大量毛细血管无灌注区，闭塞区周围毛细血管呈代偿性扩张，微血管瘤形成，其中以视乳头上的侧支血管及乳头周围代偿性扩张的辐射状毛细血管最清晰。在无灌注区内可见小动脉狭窄、动静脉短路、微血管瘤或新生血管形成、静脉壁着色或有少量渗漏。黄斑周围毛细血管渗漏导致黄斑囊样水肿形成，于造影晚期呈现花瓣样荧光积存。②非缺血型：臂 - 视网膜循环时间与视网膜循环时间大致正常或延长，视乳头正常或有毛细血管扩张、轻度渗漏。视网膜静脉扩张、迂曲，有渗漏及管壁着染。阻塞静脉引流区，可见视网膜毛细血管扩张与微血管瘤。出血斑遮挡荧光，毛细血管扩张、微血管瘤均可有荧光渗漏，黄斑亦可有囊样水肿，视网膜动脉呈铜丝状、银丝状，甚至完全呈白线状。

视网膜中央静脉阻塞的主要并发症是黄斑水肿与视网膜新生血管。持续的黄斑水肿可发展为囊样变性，甚至还有局限性视网膜脱离，乃至孔洞形成。出血可侵入囊样变性腔内，有时可见积血形成暗红色的水平面。新生血管发生率在中央静脉阻塞为 29.7%~66.7%。非缺血型静脉阻塞无此并发症出现。

视网膜中央静脉阻塞的治疗要关注全身检查及相应治疗：全身

治疗高血压、动脉硬化、高血脂、高血糖、血液情况和感染病灶等。可以选用溶栓和抗凝药物：早期可用溶血栓剂，严格按照每种药的使用要求，如抗栓酶、血栓通、去纤酶、尿激酶等。降低血液黏稠度，如无过敏反应，可用20%低分子右旋糖酐300～500 mL，静脉滴注，1次/日，10天为一疗程；静脉滴注血栓通、丹参，或加ATP、辅酶A。口服阿司匹林可抑制血小板聚集，现多用小剂量，50～100 mg（1次/日），可长期服用。口服潘生丁25 mg（3次/日）可抑制血小板的释放反应，减少血小板凝集。

青年患者可行针对性抗感染治疗，如抗结核、抗风湿、抗链球菌感染等。在抗炎的同时可适当加用糖皮质激素。中医中药在视网膜中央静脉阻塞的治疗中也有一定的作用，结合全身辨证施治，以活血化瘀为主。常用药物为桃红四物汤、血府逐瘀汤加减。缺血型视网膜静脉阻塞，可早做全视网膜光凝术，防止新生血管及新生血管性青光眼，对黄斑水肿的吸收也有促进作用。

病例 5
张承芬教授精解
视网膜分支静脉阻塞

病历摘要

患者 A

【基本信息】

患者，女，62 岁。主诉"左眼视力下降半年余"于 2010 年 2 月 3 日就诊。既往患者有高血压和高脂血症病史。

【眼科检查】

左眼视力 0.6，左眼眼底检查：视乳头 C/D 约为 0.6（图 5-1），颞下分支视网膜静脉淤滞，色浅淡，平直，扩张，其分支呈白色细线状，分支呈锐角，沿其引流区，广泛满布浓密视网膜出血和水肿。黄斑受累，以下半为重。FFA 提示颞下方视网膜大片无灌注区

（图 5 - 2），OCT 提示左眼黄斑囊样水肿明显（图 5 - 3）。

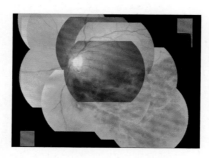

左眼视乳头边界清晰，颞侧色浅淡，生理凹陷明显，C/D 约为 0.6，颞下分支视网膜静脉所辖区域可见浓密视网膜内出血，黄斑中心下方受累。

图 5 - 1　左眼眼底彩色照相

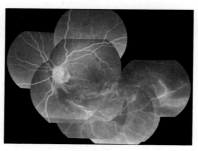

视乳头强荧光，视网膜颞下支静脉阻塞、迂曲，节段隐现于广泛出血中，其分支走行被遮挡，分支间大片视网膜无灌注。

图 5 - 2　左眼 FFA 检查

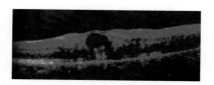

黄斑中心凹处囊样积液。色素上皮层薄，色素脱失。

图 5 - 3　左眼 OCT 检查

【诊断】

左眼视网膜静脉颞下分支阻塞（缺血型）。

【治疗经过】

给予丹参注射液静脉滴注，每日 1 次，连续 2 周。口服血栓通胶囊、复方丹芍片、维生素 B_1 和维生素 B_{12} 等。发病 2 个月后，在出血间隙予激光光凝，氪红激光的参数为：光斑直径 200～300 μm，功率 240～280 mW，时间 0.2～0.3 s，共 325 点。

6 个月后复查时，患者左眼颞下方激光斑，出血已吸收（图 5 - 4），FFA 检查提示仍有局部无灌注区（图 5 - 5），OCT 检查示左眼黄斑水肿较前减轻，但仍有囊腔（图 5 - 6）。随诊 1 年，患者视力恢复至 0.9，黄斑水肿完全消退，IS/OS 局部不完整（图 5 - 7）。

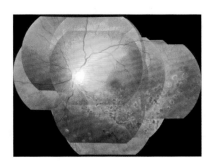

左眼视乳头颞侧色较初诊时浅淡，相较于原出血处视网膜仍较暗淡，沿颞下支静脉引流区可见清晰激光斑，激光斑内黑色素增生。无激光斑处仍隐约见到淡淡出血，沿颞下支静脉引流区外周边激光斑稀松。

图 5 - 4　6 个月后左眼眼底彩色相

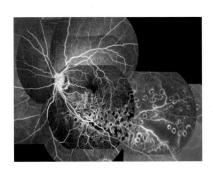

可见视乳头内强荧光，视网膜静脉分支显影。沿颞下支静脉引流区可见清晰圆形激光斑，中心黑色素增生遮蔽荧光，边缘为强荧光圈。后极部激光斑较密，近中周部稀疏。黄斑拱环下半扩大，未见荧光素渗漏。眼底中周部远处原出血处尚有无灌注区。

图 5 - 5　6 个月后左眼 FFA 检查

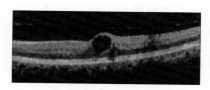

左眼黄斑水肿明显好转，视网膜积液减少，中心凹下色素上皮层大多恢复，仅有小缺损。

图 5 - 6　6 个月后左眼 OCT 检查

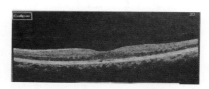

左眼视网膜积液已完全吸收，仅见中心凹处色素上皮略不平整，IS/OS 不清晰，有一小缺损。

图 5 - 7　1 年后左眼 OCT 检查

患者 B

【基本信息】

患者，男，61 岁。主诉"左眼视力下降 2 年，戴镜不能矫正"于 2012 年 7 月 12 日就诊。否认糖尿病、高血压病史。

【眼科检查】

左眼视力 0.05，眼底检查见视乳头颞侧色淡，鼻侧可见视乳头前黑色素肿物，下方视网膜血管白线，视网膜变薄，可见少量视网膜内陈旧出血（图 5 - 8）。FFA 检查可见左眼下方视网膜大片无灌注区（图 5 - 9）。OCT 检查可见左眼黄斑区视网膜变薄（图 5 - 10）。

【诊断】

左眼视网膜静脉下半分支阻塞（缺血型），左眼视乳头黑色素细胞瘤。

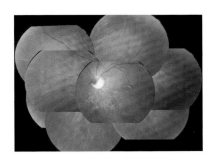

左眼视乳头颞侧色浅淡，鼻侧为黑色素肿物，约占视乳头的1/4，低度隆起，不超过1屈光度。视网膜血管正下支细窄呈白线状，沿其引流途中可见陈旧出血，正下视网膜色素稀薄，暴露脉络膜血管。

图 5-8　左眼眼底检查

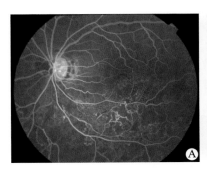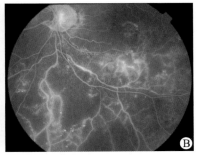

A. 左眼 FFA 早期，视乳头上黑色素肿物遮挡荧光，约 1/4 视乳头大小，近 1/2 视乳头呈弱荧光，而另一半视乳头则为强荧光，正下支静脉在视乳头边沿被压细窄，其走行为弯扭的代偿血管、远端小分支闭锁，无灌注区相连，其边沿可见扭曲的新生血管芽；B. 左眼 FFA 晚期，正下无灌注区呈弱荧光的暗区。

图 5-9　左眼 FFA 检查

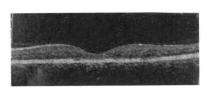

左眼 OCT 见黄斑神经上皮层薄，色素上皮不均匀，IS/OS 不清晰。

图 5-10　左眼 OCT 检查

【治疗经过】

治疗上予维生素 B_1、甲钴胺（弥可保）、迈之灵、凯尔等口服；使用 532 nm 矩阵激光对无灌注区进行激光光凝，共 577 点；规律随

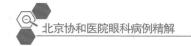

诊，随诊过程中根据眼底情况必要时复查 FFA，并根据 FFA 结果补充视网膜激光光凝。随访 12 个月，视力 0.1，下方视网膜激光斑良好，未见视网膜新生血管或玻璃体积血（图 5 - 11），视网膜无灌注区激光封闭良好（图 5 - 12），OCT 同前无明显变化（图 5 - 13）。

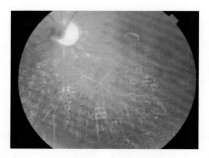

视乳头颜色浅黄，鼻侧黑色素瘤约占视乳头面积的 1/4，正下血管大支呈白线状，视网膜已无出血，颞下方向可见激光斑。

图 5 - 11　首诊 12 个月后左眼眼底彩色照相

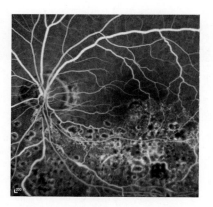

12 个月后左眼 FFA，颞下象限无灌注区内可见小点矩阵状激光斑，无明显荧光素渗漏。

图 5 - 12　首诊 12 个月后左眼 FFA 检查

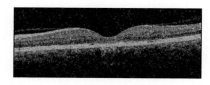

中心凹处神经上皮变薄，色素上皮不均匀变薄，与之前相比无明显改变。

图 5 - 13　首诊 12 个月后左眼黄斑 OCT 检查

病例分析

视网膜分支静脉阻塞在临床中不少见，患者多伴有高血压等全身病，在治疗时注意患者的全身情况，不要忽视相应的治疗，如患者 A 为老年视网膜分支静脉阻塞，出血广泛浓密，为缺血型；患者 B 为视网膜分支静脉阻塞合并高度近视。临床表现具有发病慢、症状轻的特点，且常因屈光间质欠清晰，检查眼底较模糊，而这些患者因视网膜 RPE 色素稀薄，光凝反应缺乏物质基础，故视网膜反应较弱；而脉络膜吸收的激光能量相对较多，故脉络膜反应强烈，并且相邻光斑极易融合。视乳头病变就诊时，应警惕继发性视网膜血管病变的可能；当合并其他病变时，视力预后难以预期，应密切随诊。

病例点评

视网膜分支静脉阻塞（branch retinal vein occlusion，BRVO）是视网膜分支静脉发生的阻塞，临床上多发生在颞侧（90.3%），尤其是颞上象限（54.9%）。阻塞可发生在不同的分支，使视网膜受累范围不等。根据静脉阻塞的部位不同，视力可以正常或减退。鼻侧支阻塞一般不影响视力，而黄斑即使一小分支阻塞，也无一例外地严重影响视力。

眼底可见视网膜静脉扩张、充血、迂曲，视网膜出血、水肿和渗出等；这些病变只见于阻塞静脉引流区域，呈一三角形分布，三角形尖端指示阻塞所在处。FFA 检查可见阻塞的分支静脉充盈时间延长、荧光素渗漏，使管壁及周围组织着染。相应视野出现相对或

45

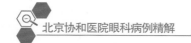

绝对中心暗点。黄斑水肿和新生血管形成是视网膜分支静脉阻塞常见的两个并发症。根据这几个特点，不难做出及时的临床诊断。

视网膜分支静脉阻塞合并持续的黄斑水肿和（或）FFA 检查证实有毛细血管无灌注可予激光治疗。早做激光光凝，有利于黄斑水肿的吸收。长期黄斑水肿致神经上皮变薄，中心视力将会受到不可恢复的损害。做视网膜激光光凝时，如果出血较多，需选择红色波段激光，尽量避开出血处，以免损伤神经纤维层，不要使光斑融合或重叠，并注意勿过量光凝。光凝后定期随诊。4～6 周后仍有渗漏或新生血管不退，再补充治疗。以后每 3～6 个月复查，注意新生血管复发或在其他位置长出新生血管。视网膜分支静脉阻塞治疗需要长期坚持，可争取较好而稳定的视力预后。

病例 6
张承芬教授精解
脉络膜转移癌

病历摘要

患者 A

【基本信息】

患者，女，55 岁。主诉"右眼视力下降"于 2001 年 9 月来眼科就诊。10 年前曾患乳腺癌，行手术治疗。

【眼科检查】

眼底检查见右眼黄斑区视网膜下实性隆起，伴视网膜脱离（图 6-1）。FFA 检查见右眼病灶于造影早期呈弱荧光，其上斑驳片状强荧光，边缘可见针尖样及斑点状强荧光（图 6-2），病灶上方颞上血管弓下也可见一类圆形病灶，晚期可见荧光素渗漏呈强荧光

（图 6 - 3）。吲哚菁绿血管造影（indocyanine green angiography，ICGA）可见两处病灶一直呈弱荧光（图 6 - 4）。

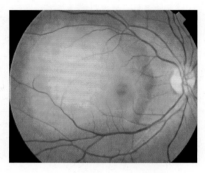

黄斑颞侧视网膜大范围脱离，其下黄白色实体状肿物，边缘不规整，累及中心凹。

图 6 - 1　右眼眼底检查

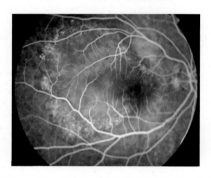

可见病灶区呈弱荧光，其上强弱不均的斑驳状荧光，边缘可见针尖样及斑点状强荧光。

图 6 - 2　右眼 FFA 检查早期

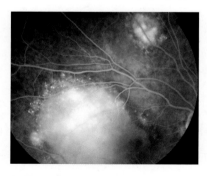

可见病灶上方颞上血管弓下呈现出一小块形态类似病灶，这一大一小病灶荧光增强，仍呈斑驳状，外围细小点状和针尖状荧光清晰可见。

图 6 - 3　右眼 FFA 检查晚期

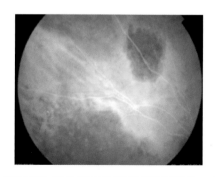

两处病灶呈现出边缘不规整起伏不平的弱荧光，表现相似。

图6-4 右眼ICGA检查早中期

【诊断】

右眼脉络膜转移癌。

患者B

【基本信息】

患者，男，69岁。主诉"双眼视力下降"于2006年1月来眼科就诊。既往肺癌病史。

【眼科检查】

眼底检查（图6-5）见右眼鼻上方脉络膜实性隆起，左眼视乳头水肿，黄白色隆起伴视乳头边缘出血，后极部浆液性视网膜脱离。

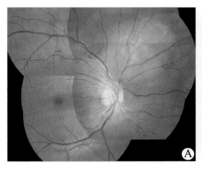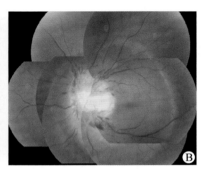

A. 右眼鼻上脉络膜轻度隆起，淡黄红色颗粒状，近端直达并略包括视乳头；B. 左眼视乳头实体样肿胀，边界不整，黄白色隆起，散在出血，浆液性视网膜脱离包围视乳头及后极部。

图6-5 双眼眼底彩色照相

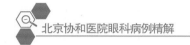

【诊断】

双眼脉络膜转移癌。

患者C

【基本信息】

患者，女，74岁。主诉"右眼前暗影，伴视物变形、变小半月余"于2003年4月来我院眼科就诊。患者50年前曾因右肺结核空洞行右上肺叶切除术。20年前行左乳腺癌根治术，病理结果为左乳腺单纯癌，腋下淋巴结（－），术后化疗2个疗程。3个月后因右侧乳腺肿块行右侧乳腺肿物单纯切除术，病理诊断为右乳腺导管浸润癌（Ⅱ级）。

【眼科检查】

初诊右眼视力0.6，眼底检查（图6-6）见视乳头颞下方视网膜下实性脉络膜隆起，色灰黄，伴局部视网膜浅脱离。2005年，患者因右眼视力下降明显再次就诊，右眼视力0.1，眼底检查见肿物较首诊时增大，色黄略发青灰，表面有出血，视网膜脱离明显，肿物下缘边界不清晰。眼B超显示肿物较首诊时增大。

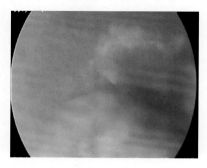

右眼视乳头颞下方视网膜明显隆起，色灰黄，边缘不锐利。病变周围散在渗出，局部浅脱。

图6-6　右眼首诊时眼底彩照

笔记

【诊断】

右眼脉络膜转移癌。

【治疗经过】

初诊未予眼部特殊治疗，因同时发现骨转移，行全身化疗。2005年，再诊给予右眼2次经瞳孔温热疗法（transpupillary thermotherapy，TTT）和4次X刀治疗。右眼治疗后14个月眼底检查（图6-7），右眼眼底无视网膜下积液，转移瘤已消退，病灶已平，中央黄白色，周围有色素沉着和瘢痕。随访5年未复发。

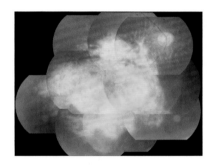

图6-7　右眼治疗后14个月眼底彩照

🔬 **病例分析**

1. **患者A**

此例右眼玻璃体清晰，前后节未见炎性细胞，其黄斑黄白色隆起肿物，表面不平，边界不整，局部浆液性视网膜脱离，不像炎症，需考虑到脉络膜肿瘤。FFA检查早晚期均有斑驳状强荧光，点状和针尖样强荧光将肿瘤边界勾画清楚，并见晚期浆液性渗出。结合患者曾有乳腺癌手术史，脉络膜转移癌诊断可以成立。

2. **患者B**

本例为双眼发病患者，右眼为视乳头鼻上脉络膜转移癌；左眼

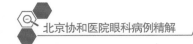

为视乳头转移癌，其表现为实体性肿胀，边缘隆起，并有出血，浆液性视网膜脱离呈大疱样隆起，包围视乳头和黄斑。视神经乳头转移癌早期常因视力无痛性锐减就诊，眼底检查后发现。其眼底呈实体性视乳头水肿，常合并出血和浆液性渗出性视网膜脱离。双眼受累者约为30%。患者为肺癌晚期，由于化疗后未手术，肿瘤细胞性质不详，患者存活期限不详。

3. 患者 C

本例患者乳腺癌术后多年发现眼部脉络膜转移、骨转移。经全身化疗、眼部 TTT 治疗及 X 刀治疗，成功控制肿瘤，存活时间在 5 年以上。本例患者全身化疗后，眼部行 2 次 TTT，再经过 4 次 X 刀治疗后原隆起的视网膜完全平伏，肿瘤处机化瘢痕增生，随访已 5 年未再复发。X 刀产生于 20 世纪 90 年代，是利用改良常规直线加速器实施放射外科治疗肿瘤的方法，拓宽了放射外科的应用范围。现代立体定向放射治疗（stereotactic radiotherapy，SRT）设备借助 CT 等精确定位技术和标记靶区的头颅固定器，使用放射源对照射靶区实行聚焦照射。SRT 可用于治疗直径小于 30 mm 的小体积病灶，同时可采用单次大剂量照射，疗程短。SRT 对靶区实施精确聚焦照射，病灶受到不可逆性摧毁，治疗野边缘剂量下降梯度非常陡峭，使靶区边缘及周围正常组织受照剂量极少，以达到精确治疗的目的，可满足临床上脑外科、眼内肿瘤等非创伤性治疗需要。TTT 对于脉络膜转移癌治疗有一定疗效，可在一定程度上抑制或减缓局部肿瘤的生长。患者如果去除原发病灶后全身情况稳定，仅眼局部有转移灶，可首先考虑 TTT 治疗；对于病变范围广泛和（或）视网膜下渗出液较多的病灶，单纯施以 TTT 治疗恐难以奏效，为最大限度地减少全身并发症，运用 TTT 联合 X 刀治疗眼部病灶，获得局部病灶缩小稳定疗效，可作为治疗脉络膜转移癌个体化的范例。

病例点评

　　体内恶性肿瘤细胞可经血运或淋巴系统转移到眼内组织。在眼内转移中，脉络膜是最常发生的部位，视乳头转移则很少见，文献报道后者只占眼部转移的5%。脉络膜转移癌好发于血液循环丰富的后极部，视乳头附近者可延及视乳头。其他局限近圆形隆起的肿物还有脉络膜血管瘤、脉络膜骨瘤、无色素性脉络膜黑色素瘤。脉络膜血管瘤眼底为杏红或杏黄色，边界平滑表面也平整，局部浆液性视网膜脱离更多。FFA检查早期出现血管样条形荧光，随即渗漏，并融合成强荧光团。脉络膜骨瘤生长缓慢，有色素增生边缘，呈扇贝状，CT出现如骨密度样反射。无色素性脉络膜黑色素瘤，虽缺乏色素但血管丰富，FFA检查早期为弱荧光背景上出现肿瘤血管丰富强荧光并极易渗漏。对脉络膜转移癌的患者仔细询问病史非常重要，可为确诊提供依据。常见的脉络膜转移癌包括乳腺癌和肺癌，因此有些患者可因脉络膜占位首诊于眼科，当怀疑脉络膜转移癌时，应做全身检查。

病例 7
伯克霍尔德菌
感染性眼内炎

 病历摘要

【基本信息】

患者，女，66 岁。主诉"右眼视力下降伴眼红 3 周"，2018 年 12 月 11 日就诊于我院眼科。

患者发病初期曾于 2018 年 11 月 20 日就诊于外院，当时外院病历记载：右眼视力 0.1，眼压 11 mmHg，球结膜混合充血，角膜尘状后沉着物（keratic precipiate，KP），房闪（＋＋），玻璃体混浊，眼底模糊，隐约见视网膜表面片状出血；外院诊断为"右眼急性视网膜坏死（acute retinal necrosis，ARN）"。给予更昔洛韦（ganciclovir，GCV）静脉输液，以及右眼更昔洛韦玻璃体腔注射，同时抽取房水检测，结果显示：巨细胞病毒（cytomegalovirus，CMV）DNA 阳性，其他核酸检测均为阴性，包括单纯疱疹病毒（herpes simplex virus，HSV）、水痘–带状疱疹病毒（varicella–zoster virus，VZV）、EB病毒（Epstein–Barr virus，EBV），常见21种眼内炎微生物的核酸均为阴性，$IL-10/IL-6<1$。据此，外院修正诊断为"右眼CMV性视网膜炎"，继续给予右眼更昔洛韦玻璃体注射治疗2次，病情继续进展，玻璃体混浊加重，眼部B超检查显示右眼视网膜脱离，遂转诊至我院寻求进一步诊治。

【眼科检查】

视力：右眼手动（hand move，HM），左眼0.5；眼压：右眼11 mmHg，左眼21 mmHg。右眼球结膜轻度混合充血，角膜灰白KP，房闪（++），浮游体（++）。眼底散瞳检查：玻璃体重度炎性混浊，眼底不能窥入（图7-1）。B超显示：右眼玻璃体浓密炎性混浊，视网膜脱离（图7-2）。左眼前节及眼底大致正常。

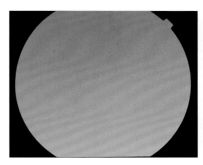
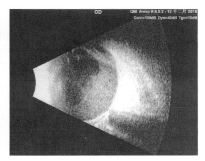

玻璃体重度炎性混浊，眼底不能窥入。

图7-1　右眼眼底彩色照相

玻璃体腔内充满质地均匀、浓厚的炎性混浊，视网膜脱离。

图7-2　右眼B超检查

【诊断】

拟诊断为"右眼玻璃体炎（原因待查），右眼视网膜脱离"。

【治疗经过】

收入院行右眼诊断性玻璃体切除术（pars plana vitrectomy，PPV）。

住院后追问病史，患者诉右眼发病前 2 周曾有感冒症状，否认发热，无特殊治疗。30 年前曾患肺结核，治疗 2 年后痊愈，胸部 X 线片显示左肺陈旧病变，钙化结节，T‐SPOT.TB（−），请我院呼吸内科会诊排除活动性肺结核。

2018 年 12 月 17 日局部麻醉下行"右眼诊断性玻璃体切除术"，手术开始即切取玻璃体液送细菌室，涂片革兰染色找细菌、涂片找孢子、真菌菌丝及抗酸杆菌。同时行细菌培养＋药物敏感试验与真菌培养。术中可见玻璃体腔及视网膜表面大量黄白色胶冻样浓密混浊（图 7‐3），后极部视网膜表面黄白色液状脓样物（图 7‐4），视网膜广泛脱离，视网膜呈灰白色水肿，视网膜血管细窄。玻璃体液涂片结果：以革兰阴性杆菌为主，大量白细胞（图 7‐5）；抗酸染色与真菌涂片均为阴性。据此术中确诊为右眼细菌性眼内炎，即刻玻璃体灌注液内加入头孢他啶 400 μg/mL，继续行右眼玻璃体切除＋晶状体切除＋视网膜电凝切开＋眼内激光光凝＋气/液交换＋硅油填充术，术毕予以头孢他啶 200 mg 结膜下注射，术后予头孢他啶 2 g，每日 2 次，静脉输液治疗。术后细菌培养回报结果为阴性，遂对玻璃体液进一步行二代测序分子诊断，经检验科分析判定为伯克霍尔德菌感染，对头孢他啶敏感。

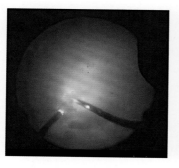 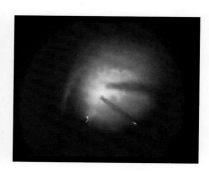

图 7‐3　右眼玻璃体切除术中图片，显示胶冻样玻璃体炎性混浊　　图 7‐4　右眼玻璃体切除术中图片，显示后极部视网膜表面黄白色液状脓样物

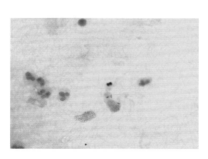

图7-5　右眼玻璃体脓液涂片革兰染色图片，显示
革兰阴性杆菌（黄色箭头）及大量白细胞

2019年7月29日，行右眼硅油取出术，术后1个月，患者右眼最佳矫正视力（best corrected visual acuity，BCVA）提高至0.5，前节无炎症反应，玻璃体透明，视网膜复位良好（图7-6、图7-7）。

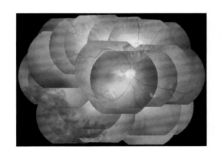

图7-6　右眼术后眼底彩色照相，
显示右眼视网膜复位良好，颞
下方激光斑，视网膜颜色
恢复正常

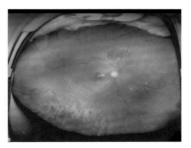

图7-7　右眼术后欧宝彩色眼
底像，显示200°视野的
右眼玻璃体透明，视网膜
复位良好

📑 病例分析

1. 细菌性眼内炎的临床特点

视力下降和眼红、眼痛是细菌性眼内炎的两个主要临床症状，有重要的诊断意义。本例患者在发病初期主要表现为右眼视力下降

笔记

和眼红，无眼痛症状，伴有前节炎症及明显的玻璃体炎性混浊，外院曾先后误诊为 ARN 和 CMV 性视网膜炎。ARN 的临床特点包括视力急剧下降；角膜羊脂状 KP，房闪（＋），较少发生虹膜后粘连，玻璃体炎性混浊，始于周边部的视网膜黄白色坏死灶、闭塞性视网膜动脉炎。CMV 性视网膜炎常见于免疫功能抑制人群的机会性感染，临床特点为常见于后极部的黄白色视网膜坏死灶伴视网膜出血，表现为"奶酪＋番茄酱样视网膜炎"，前节炎性反应与玻璃体混浊轻微甚至无。本例患者右眼表现为角膜后尘状 KP 伴虹膜后粘连，玻璃体重度炎性混浊，眼底不能窥入。B 超显示：右眼玻璃体浓密质地均匀的脓性混浊，视网膜脱离。PPV 术中及术后眼底均未发现视网膜坏死灶。

2．本例患者的致病原因

本例患者发生伯克霍尔德菌感染的原因，考虑存在以下可能：①患者既往曾有肺结核病史，发病前 2 周有感冒症状，尽管患者否认其他导致免疫低下的全身病史，但不能完全除外内源性感染导致伯克霍尔德菌眼内炎的可能。②本例患者发病初期曾在外院先后误诊为 ARN 与 CMV 性视网膜炎，经过 3 次更昔洛韦玻璃体腔注药后病情加重。结合既往关于伯克霍尔德菌眼内炎感染的研究，考虑同时存在玻璃体腔注药后感染的可能。按照我国玻璃体腔注药术质量控制标准，建议术前使用 5% 聚维酮碘浸泡结膜囊消毒预防感染。然而研究发现伯克霍尔德菌可在聚维酮碘中生长，因此聚维酮碘浸泡对预防伯克霍尔德菌感染无效。此外，伯克霍尔德菌在多种培养基中均可生长，如常规的血琼脂糖培养基。但是该菌的生长十分缓慢，菌落很小，如果对伯克霍尔德菌不熟悉，可能会造成细菌培养结果的误诊或漏诊。

3. 治疗原则

伯克霍尔德菌感染性眼内炎可采用局部、全身及眼内应用敏感抗生素，以及玻璃体切除硅油填充术治疗。PPV 手术开始即切取玻璃体脓液，即刻送细菌检验室进行涂片革兰染色，可快速、准确得到病原学诊断结果，术中即能准确选用抗生素，加入灌注液内或玻璃体内注入。另一部分玻璃体脓液标本送细菌培养与药物敏感试验，再根据其结果调整用药。

病例点评

通过本例患者的诊治过程，说明详细询问病史获取临床第一手资料是诊断的基础。掌握细菌性眼内炎的眼部表现要点，包括临床症状、体征，以及前节、玻璃体、眼底与 B 超特点是医师的基本功。这样才能早期诊断，为以后及时、正确的治疗提供坚实基础。诊断性玻璃体切除术可以达到治疗和诊断并举。查找感染病原体，对因治疗可提高治疗水平。本例患者在进行玻璃体切除术时，根据细菌涂片结果即刻玻璃体灌注液内加入头孢他啶及术毕结膜下注射头孢他啶，术后联合全身头孢他啶治疗，获得了良好的疗效。

参考文献

1. LUCERO C A, COHEN A L, TREVINO I, et al. Outbreak of Burkholderia cepacia complex among ventilated pediatric patients linked to hospital sinks. American Journal of Infection Control, 2011, 39 (9): 775 – 778.

2. LALITHA P, DAS M, PURVA P S, et al. Postoperative endophthalmitis due to Burkholderia cepacia complex from contaminated anaesthetic eye drops. British

Journal of Ophthalmology, 2014, 98 (11): 1498 – 1502.

3. OKONKWO O N, HASSAN A O, ODERINLO O, et al. Burkholderia cepacia, a cause of post pars plana vitrectomy silicone oil related endophthalmitis: clinico – pathological presentation and outcome of management. International Journal of Retina and Vitreous, 2018, 4 (1): 35.

4. 中华医学会眼科学会眼底病学组. 我国视网膜病玻璃体腔注药术质量控制标准. 中华眼科杂志, 2015, 12 (51): 892 – 895.

5. DEKA A, SIDDIQUE M A, SAIKIA S P. Burkholderia cepacia endophthalmitis: An unusual presentation. J Ophthalmic Vis Res, 2018, 13: 504 – 507.

（叶俊杰）

病例 8
原发性玻璃体视网膜淋巴瘤

病历摘要

【基本信息】

患者，男，38岁。主诉"右眼前黑影及视物模糊2年，加重1个月"于2015年4月22日来我院眼科就诊。曾在外院诊断为"右眼葡萄膜炎，玻璃体积血"，口服泼尼松龙及环孢素等，病情进展。

【眼科检查】

视力：右眼0.01，左眼0.25；眼压：右眼16 mmHg，左眼21 mmHg。右眼角膜后细小灰白KP（＋），房闪（＋＋），浮游体（＋＋＋）（图8-1）；眼底散瞳检查：玻璃体积血，视乳头隐约可见，余窥不清（图8-2）。眼B超显示：右眼玻璃体混浊积血，部分后脱离，局部球壁凸起，视网膜脱离（图8-3）；左眼前节及眼底大致正常。

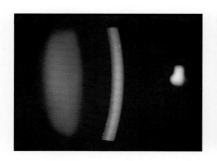

角膜后细小灰白 KP(+)，下方较多。

图 8-1　右眼前节检查

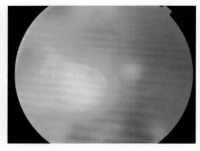

玻璃体积血，隐约可见视乳头，余窥不清。

图 8-2　右眼眼底彩色照相

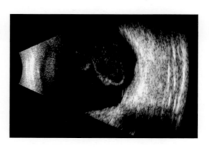

玻璃体混浊积血，部分后脱离，局部球壁凸起，视网膜脱离。

图 8-3　右眼 B 超检查

【诊断】

右眼玻璃体积血，视网膜脱离，眼内淋巴瘤待除外，Terson 综合征待除外。

【治疗经过】

收入院给予右眼玻璃体切除术，术中可见后极部视网膜下黄色实体肿块，眼底较多出血（图 8-4）。术中抽取房水查 IL-10/IL-6，切取玻璃体液行肿瘤细胞筛查及流式细胞分析、基因重排。术后行 OCT 及 PET/CT 检查。房水 IL-10：10576. 11 pg/mL；IL-6：8414. 36 pg/mL；IL-10/IL-6 >1。玻璃体液病理可见异常淋巴细胞。流式细胞免疫表型分析：B 淋巴细胞异常表达 CD19、CD20、

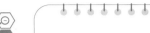

CD22。玻璃体液基因重排：IgK（ + ）［Vκ + Jκ（ – ）；Vκ and intron + Kde（ + ）］。OCT 显示：右眼视网膜神经上皮层内散在结节状高反射信号，神经上皮隆起，其下高反射信号团块影，其后信号被遮挡减弱（图 8 – 5）。头颅 MRI 无明显异常。确诊为"右眼原发性玻璃体视网膜淋巴瘤（primary vitreous retinal lymphoma，PVRL）弥漫大 B 性"。

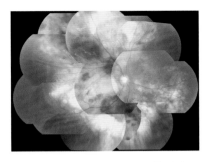

玻璃体切除术后，后极部视网膜下黄色实体肿块，眼底较多出血。

图 8 – 4　右眼彩色眼底照相

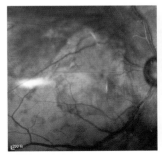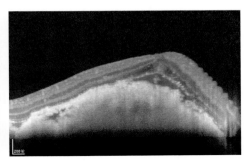

视网膜神经上皮层内散在结节状高反射信号，神经上皮隆起，其下高反射信号团块影，其后信号被遮挡减弱。

图 8 – 5　右眼 OCT 检查

病例分析

1. 临床表现特点

PVRL 多发于 60 ~ 85 岁老年人，较少见于青年人。主要症状为

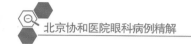

患者出现视物不清伴眼前黑影飘动。PVRL 是一种伪装综合征，50% 的患者表现为后葡萄膜炎或玻璃体炎，22% 的患者前、后葡萄膜炎同时存在，19% 表现为脉络膜视网膜炎或色素上皮下浸润；其他较为少见的表现包括视乳头旁脉络膜肿物、视网膜血管炎、视网膜动脉阻塞和渗出性视网膜脱离等。眼部表现特点为玻璃体混浊、出血及视网膜内/下或 RPE 层黄白色奶油状浸润灶，边缘羽毛状或境界清楚，单发或多发。

本例患者男性中年（38 岁），右眼以视力下降及眼前黑影为首发症状，眼前节轻中度炎症反应，玻璃体积血，眼底视网膜下黄白色浸润灶伴视网膜出血。

2. PVRL 的诊断

应进行全面的病史采集、完善的全身检查和实验室检查，以排除感染源性或免疫源性葡萄膜炎的可能。细胞病理学检测是诊断的金标准，诊断性玻璃体切除术是获得眼内液标本最有效的方法，可在诊断的同时切除混浊的玻璃体，提高患者视力。

眼内液标本的检测方法包括：细胞学分析、免疫细胞化学分析和流式细胞分析、基因重排检测和细胞因子检测等。细胞学检查对 PVRL 的诊断十分重要，但由于肿瘤细胞易碎，容易在手术操作中损伤，并且获得的标本中常混有大量非肿瘤细胞和细胞碎片。另外，早期的激素治疗可引起肿瘤细胞凋亡，所以细胞学检查的确诊率较低。研究发现玻璃体中 IL - 10 > 100 pg/mL 或 IL - 10/IL - 6 > 1，诊断 B 细胞淋巴瘤的可能性较大。

虽然玻璃体和房水中细胞因子的含量不同，但不同细胞因子间的比例为常数，考虑到操作的安全性、便捷性和可重复性，有学者认为前房穿刺可以用于 PVRL 的快速检测。细胞学检查确诊率仅为 25%，而联合细胞因子分析、基因重排分析和（或）流式细胞分析后确诊率上升至 66.7%。头颅和脊髓 MRI、腰椎穿刺行脑脊液细胞分析对累及中枢神经系统病例的确诊具有重要意义。

本例患者玻璃体液病理检查未见瘤细胞，可能与患者早期的激素治疗有关；房水细胞因子检测和玻璃体液基因重排结果均支持 PVRL（弥漫大 B 性）的诊断。

3. 治疗原则

目前主要应用的化疗药物为甲氨蝶呤（methotrexate，MTX），玻璃体腔注射剂量为 400 μg/0.1 mL。放疗对 PVRL 的局部治疗有效，反应率为 60% ~ 97%，但是患者平均 37 个月（11 ~ 84 个月）复发，平均生存率为 12 ~ 20 个月，5 年总生存率为 10% ~ 29%。平均体外放疗剂量为 40 Gy（30 ~ 50 Gy）。放疗并发症严重，单独治疗远期疗效并不理想，所以应考虑与其他治疗方法联合。全身系统化疗药物在眼内的穿透性差，所以多数情况进行眼内局部化疗，可降低全身毒性影响。对于复发或治疗困难的 PVRL，多采用联合治疗。

病例点评

PVRL 多发于老年人，但可发生于任何年龄，如中年人或青年人。PVRL 特征性改变为前节炎性反应轻，角膜后 KP 下方为著；玻璃体混浊呈团状、片状或纱幕状，为肿瘤细胞和炎症细胞。眼底表现常见视网膜内、视网膜下或 RPE 层黄白色的浸润灶。还可能出现玻璃体积血、视网膜出血、视网膜脱离等。病变早期视网膜呈"豹斑"状，在 OCT 上表现为累及视网膜全层的垂直性高反射信号。PVRL 临床表现与葡萄膜炎相似，如果常规葡萄膜炎治疗效果差时应考虑除外 PVRL。另外，联合细胞学、细胞因子、分子生物学检测等可以提高眼内淋巴瘤的确诊率，组织病理学检测是诊断的金标准，诊断性玻璃体切除术是有效的方法。全身化疗可以挽救患者生命，眼局部放疗/化疗可以挽救患者视力。

参考文献

1. CHAN C C, RUBENSTEIN J L, COUPLAND S E, et al. Primary vitreoretinal lymphoma: a report from an international primary central nervous system lymphoma collaborative group symposium. Oncologist, 2011, 16 (11): 1589 – 1599.

2. HWANG C S, YEH S, BERGSTROM C S. Diagnostic vitrectomy for primary intraocular lymphoma: when, why, how? Int Ophthalmol Clin, 2014, 54 (2): 155 – 171.

3. RODRIGUEZ E F, SEPAH Y J, JANG H S, et al. Cytologic features in vitreous preparations of patients with suspicion of intraocular lymphoma. Diagn Cytopathol, 2014, 42 (1): 37 – 44.

4. SUGITA S, TAKASE H, SUGAMOTO Y, et al. Diagnosis of intraocular lymphoma by polymerase chain reaction analysis and cytokine profiling of the vitreous fluid. Jpn J Ophthalmol, 2009, 53 (3): 209 – 214.

5. 陶梅梅, 叶俊杰, 匡季秋, 等. 艾滋病合并巨细胞病毒感染 23 例临床分析. 中华内科杂志, 2008, 47 (10): 802 – 804.

6. SVOZILKOVA P, HEISSIGEROVA J, BRICHOVA M, et al. A possible coincidence of cytomegalovirus retinitis and intraocular lymphoma in a patient with systemic non – Hodgkin's lymphoma. Virol J, 2013, 10: 18.

7. PE'ER J, HOCHBERG F H, FOSTER C S. Clinical review: treatment of vitreoretinal lymphoma. Ocul Immunol Inflamm, 2009, 17 (5): 299 – 306.

8. LARKIN K L, SABOO U S, COMER G M, et al. Use of intravitreal rituximab for treatment of vitreoretinal lymphoma. Br J Ophthalmol, 2014, 98 (1): 99 – 103.

（叶俊杰）

病例 9
儿童葡萄膜炎黄斑下膜的手术治疗

病历摘要

【基本信息】

患儿，男，11岁。主诉"左眼视力明显下降，眼前固定黑影伴视物变形4个月"。

患儿曾就诊外院，病历记录见矫正视力为右眼1.0，左眼0.2。OCT检查提示左眼黄斑水肿伴颞侧及黄斑区视网膜脱离，FFA检查见左眼黄斑区早期弱荧光，中晚期强荧光病灶。ICGA检查则为持续性弱荧光，符合脉络膜基质或全层病灶表现。血常规、肝肾功能、血自身抗体、HLA - B27和T - SPOT.TB均为阴性；胸部CT仅提示肺部少许陈旧性炎症。房水中IL - 10/IL - 6比值、IL - 6、IL - 10、IL - 8均在正常范围内，血及房水检测提示弓形虫及弓蛔

笔记

虫 Goldmann－Witmer 系数（Goldmann－Witmer coefficient，GWC）均明显升高。当地医院诊断左眼视网膜血管炎，局限性脉络膜炎。予口服泼尼松龙 10 mg/d、环孢素 50 mg/d，行左眼玻璃体腔注射雷珠单抗 1 次，患者视力无提高。追问病史患儿有野猫接触史，无犬类接触史。

【眼科检查】

最佳矫正视力右眼 1.0，左眼 0.05。右眼眼压 16.5 mmHg，左眼眼压 10.6 mmHg。双眼前节未见炎症反应，双玻璃体未见混浊，右眼底未见异常，左眼黄斑区及附近视网膜下可见大片灰白色增殖膜，其他部位视网膜无异常（图 9 － 1A）。光学相干断层血管成像（optical coherence tomography angiography，OCTA）提示左眼黄斑区神经上皮水肿，神经上皮下可见团块状组织呈高反射信号，无血管结构（图 9 － 2A、图 9 － 2B）。FFA 检查早期可见视乳头颞侧及黄斑区增殖膜边缘荧光素渗漏，晚期增殖膜普遍呈强荧光，ICGA 检查可见脉络膜对应区域增殖膜始终表现荧光遮蔽（图 9 － 3）。

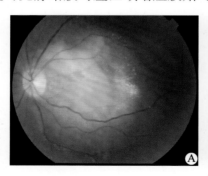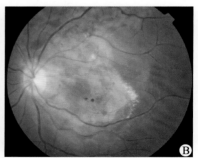

A. 左眼黄斑下膜手术前眼底像，视乳头正常，视网膜血管无明显异常，后极部血管弓区域视网膜下可见大片、密度不均的略隆起灰白组织，黄斑区略灰黄，隆起更明显，血管弓外的视网膜大致正常；B. 黄斑下膜取出手术后 2 周眼底像，左眼视乳头正常，黄斑下灰白增殖组织消失，后极部视网膜色素变动，黄斑区部分呈微红，如同其他部位眼底色调，上方血管弓附近视网膜可见淡色素激光斑，是手术视网膜切开取下膜部位。

图 9 － 1　左眼手术前后眼底彩色照相

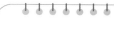

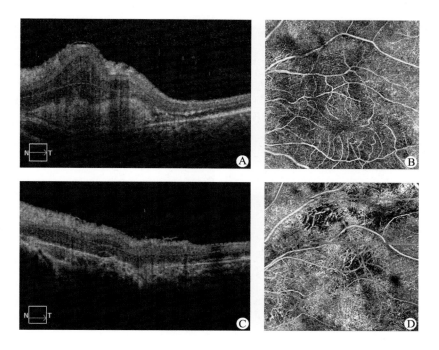

A、B. 左眼黄斑下膜手术前黄斑神经上皮水肿增厚,其下可见色素上皮上较厚的增殖组织将黄斑隆起;C、D. 左眼黄斑下膜手术后2周,可见黄斑水肿消退,黄斑下增殖组织消失。

图9-2 左眼OCTA检查

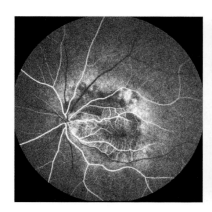

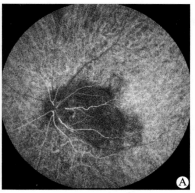

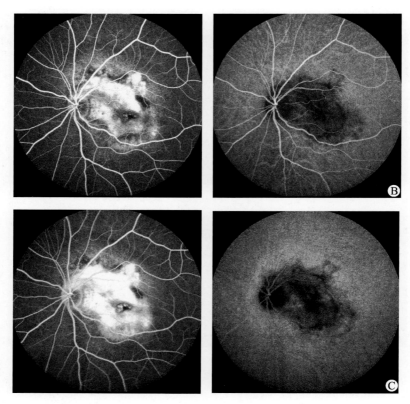

A. FFA 检查早期可见血管弓内视网膜下增殖组织大部分区域呈弱荧光，其周围轻度强荧光；B、C. 动静脉期除部分黄斑区外视网膜下增殖组织普遍呈强荧光，ICGA 检查可见血管弓内视网膜下增殖组织部位始终表现弱荧光。

图 9-3 左眼术前 FFA + ICGA 检查图像

【诊断】

①左眼黄斑下膜；②左眼葡萄膜炎，弓形虫感染可能。

【治疗经过】

考虑患儿左眼黄斑下膜严重损伤视力，行左眼玻璃体切除 + 曲安奈德玻璃体注药 + 黄斑下膜取出术。

术中玻璃体液行病原微生物 DNA 高通量测序无阳性发现，黄斑下膜病理及免疫组化结果显示少许纤维组织，部分表面被覆含色素上皮，纤维组织中见较多淋巴细胞、浆细胞及吞噬细胞，局灶见可疑寄生虫。术后半个月，患儿最佳矫正视力右眼 1.0，左眼 0.05。

OCT 检查提示左眼黄斑区平复，神经上皮无水肿，黄斑下无增殖膜，色素上皮层可见，但局部欠完整（图 9 - 2C、图 9 - 2D）。黄斑区颞上视网膜可见激光斑及手术瘢痕，视网膜在位（图 9 - 1B）。

病例分析

弓形虫眼病指与刚地弓形虫（toxoplasma gondii）感染相关的眼部疾病，人类为其中间宿主之一，终宿主为猫科动物。该病的典型表现为后葡萄膜炎，多为单眼发病，主要表现为脉络膜炎以致坏死性视网膜炎，之后多出现色素性视网膜脉络膜瘢痕。弓形虫眼病的组织病理学表现为局灶性凝固性视网膜坏死，以及坏死区附近的脉络膜肉芽肿性炎症。

弓蛔虫感染是世界上最常见的寄生虫感染之一，常由犬弓蛔虫（toxocara canis）感染所致。弓蛔虫虫卵迁移到眼部，引起弓蛔虫眼病，常表现为单眼发病，典型表现为黄色或灰白色视网膜感染性肉芽肿。弓蛔虫眼病可根据临床表现分为四型：后极部肉芽肿型、周边部肉芽肿型、线虫性眼内炎型、非典型表现型。其中后极部肉芽肿型为最常见类型，表现为单独出现的后极部灰白色视网膜下或视网膜内的感染性团块，一般小于 1 个视乳头直径，因炎症物质刺激玻璃体视网膜可发生增殖，导致黄斑前膜、黄斑水肿，以及牵拉性视网膜脱离。

虽然弓形虫眼病和弓蛔虫眼病各有特点，但确诊需要实验室检查提供可靠依据。PCR 检测眼内液中的弓形虫 DNA 可用于弓形虫眼病的诊断，但其敏感度并不高，波动在 16% ~67%，而 GW 系数对于眼内弓形虫等原虫感染的诊断有更高的敏感性。本患儿早期眼底表现更符合弓形虫眼病，虽然房水中弓形虫和弓蛔虫抗体的 GW 系数均显著增高，但诊断更倾向于前者。

笔记

弓形虫眼病目前主要治疗方法为抗原虫药物、抗生素联合糖皮质激素治疗，其目的是通过抑制原虫增殖，抑制急性期炎症反应，从而阻止视网膜损伤。但是，这些治疗是否真正改变了正常免疫功能患者的自然好转病程仍不确定。弓形虫攻击视网膜和脉络膜从而造成视网膜坏死，坏死处的愈合进一步导致了纤维化瘢痕形成。视网膜脉络膜交界处的损伤还可以诱导视网膜及视网膜下新生血管生成。对于有新生血管形成的弓形虫眼病，少量研究表明光动力治疗和抗血管内皮生长因子（vascular endothelial growth factor，VEGF）治疗效果良好。

弓形虫眼病引起的视网膜脉络膜瘢痕很难自行消退，通过手术方法解除增殖组织所带来的损害是潜在的治疗手段。因此，在积极控制炎症的前提下，增殖组织引起的黄斑下增殖膜是玻璃体视网膜手术的适应证。本例患儿 11 岁，属于儿童期，长期药物治疗，眼内炎症得到控制，但因黄斑下瘢痕组织形成，以致中心视力严重减退，手术治疗是一种值得尝试的选择。多数医生认为，儿童玻璃体视网膜手术后容易发生严重增殖反应，导致手术失败。本例患儿手术后没有发生增殖反应及其他并发症，相反，手术后黄斑复位，神经上皮水肿消退，避免了视力进一步减退。术中曲安奈德的应用可能对术后炎症的控制有一定作用。另外，术后 OCT 检查提示视网膜色素上皮和神经上皮完整性没有受到严重损害，视力有进一步提高的可能。

病例点评

目前为止，尚无任何公认的对葡萄膜炎视网膜下增殖膜有效的治疗方法。北京协和医院眼科近年来已逐步开展葡萄膜炎视网膜下膜手术治疗，对以往 6 例病例 7 只眼 Vogt - 小柳原田病继发视网膜下膜并有黄斑部脱离，予玻璃体切除及视网膜黄斑下膜取出手术，

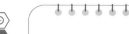

术后6只眼睛视力明显提高，视网膜复位，1只眼睛因视神经损伤而失明。本例患者为11岁男童，左眼因弓形虫眼病引起较大范围的黄斑下膜，严重影响中心视力，对该类患者采取手术治疗尚属首次。术前已进行认真谨慎的病情分析，其中最值得注意的是手术是否会加重视网膜色素上皮损伤，以及手术是否会激起眼内炎症反应。鉴于以往葡萄膜炎视网膜手术经验，同时也进一步确认黄斑下膜位于视网膜神经上皮和色素上皮之间，属于2型黄斑下膜，手术具有可行性。此外，患儿黄斑下膜持续下去会造成视力进一步损害。经综合考虑，对患儿左眼采取玻璃体切除及黄斑下膜取出手术治疗，手术后获得满意效果。

　　本病例患儿临床拟诊弓形虫眼病，并发较大面积黄斑下膜，系该类患者手术取出黄斑下膜的首例报道，术后效果满意，为今后葡萄膜炎儿童黄斑下膜的治疗提供了一种新的途径。

参考文献

1. FURTADO J M, WINTHROP K L, BUTLER N J, et al. Ocular toxoplasmosis Ⅰ: parasitology, epidemiology and public health. Clin Exp Ophthalmol, 2013, 41（1）: 82-94.

2. BUTLER N J, FURTADO J M, WINTHROP K L, et al. Ocular toxoplasmosis Ⅱ: clinical features, pathology and management. Clin Exp Ophthalmol, 2013, 41（1）: 95-108.

3. ROTHOVA A, DE BOER J H, TEN DAM-VAN LOON N H, et al. Usefulness of aqueous humor analysis for the diagnosis of posterior uveitis. Ophthalmology, 2008, 115（2）: 306-311.

4. FARDEAU C, ROMAND S, RAO N A, et al. Diagnosis of toxoplasmic retinochoroiditis with atypical clinical features. Am J Ophthalmol, 2002, 134（2）: 196-203.

5. HARPER T W, MILLER D, SCHIFFMAN J C, et al. Polymerase chain reaction analysis of aqueous and vitreous specimens in the diagnosis of posterior segment infectious uveitis. Am J Ophthalmol, 2009, 147（1）: 140-147.

6. WESTENENG A C, ROTHOVA A, DE BOER J H, et al. 77 infectious uveitis in immunocompromised patients and thediagnostic value of polymerase chain reaction and Goldmann – Witmer coefficient in aqueous analysis. Am J Ophthalmol, 2007, 144 (5): 781 – 785.

7. DE GROOT – MIJNES J D, ROTHOVA A, VAN LOON A M, et al. Polymerase chain reaction and Goldmann – Witmer coefficient analysis are complimentary for the diagnosis of infectious uveitis. Am J Ophthalmol, 2006, 141 (2): 313 – 318.

8. RUBINSKY – ELEFANT G, HIRATA C E, YAMAMOTO J H, et al. Human toxocariasis: diagnosis, worldwide seroprevalences and clinical expression of the systemic and ocular forms. Ann Trop Med Parasitol, 2010, 104 (1): 3 – 23.

9. WILKINSON C P, WELCH R B. Intraocular toxocara. Am J Ophthalmol, 1971, 71 (4): 921 – 930.

10. MATIAS M, GOMES A, MARQUES T, et al. Ocular toxoplasmosis: a very rare presentation in an immunocompetent patient. BMJ Case Rep, 2014: bcr 2014205846.

11. TABBARA K F. Disruption of the choroidoretinal interface by toxoplasma. Eye (Lond), 1990, 4 (P2): 366 – 373.

12. NESSI F, GUEX – CROSIER Y, AMBRESIN A, et al. Photodynamic therapy with verteporfin for subfoveal choroidal neovascularization secondary to toxoplasmic chorioretinal scar. Klin Monbl Augenheilkd, 2004, 221 (5): 371 – 373.

13. OLIVEIRA L B, REIS P A. Photodynamic therapy – treated choroidal neovascular membrane secondary to toxoplasmic retinochoroiditis. Graefes Arch Clin Exp Ophthalmol, 2004, 242 (12): 1028 – 1030.

14. BEN YAHIA S, HERBORT C P, JENZERI S, et al. Intravitreal bevacizumab (Avastin) as primary and rescue treatment for choroidal neovascularization secondary to ocular toxoplasmosis. Int Ophthalmol, 2008, 28 (4): 311 – 316.

15. ZHAO C, ZHANG M, GAO F, et al. Surgical treatment of subretinal fibrosis caused macular detachment in vogt – koyanagi – harada disease: a pioneer study. Ocul Immunol Inflamm, 2018, 26 (1): 154 – 159.

（王 萌 狄 宇 赵 潺 董方田）

笔记

病例 10
单纯玻璃体腔注气术治疗
特发性黄斑裂孔

📋 病历摘要

【基本信息】

患者，女，77 岁。主诉"右眼视力下降伴视物变形 1 年余"。

现病史：1 年余前无明显诱因发现右眼视力下降，伴视物变形，当时未就诊。随后视力下降较前加重，遂就诊于我科门诊。

既往史：2 型糖尿病 20 年，皮下注射胰岛素及口服降糖药物治疗，血糖控制稳定；高血压 10 余年，口服降压药物治疗，血压控制稳定。

个人史：否认手术及外伤史，否认乙肝、结核等传染病史，否认药物及食物过敏史。

【眼科检查】

裸眼视力：OD 0.1，OS 0.6。非接触式眼压：OD 17 mmHg，

OS 18 mmHg；右眼晶状体 $C_3N_2P_0$ 混浊，左眼晶状体 $C_2N_2P_0$ 混浊，余前节（－）；散瞳检查眼底：右眼黄斑区似可见圆形红色裂孔，左眼黄斑区中心光反射不见，余未见明显异常。OCT 检查可见双眼图像欠清，可模糊见右眼黄斑区全层黄斑裂孔，伴玻璃体视网膜牵拉，左眼黄斑区大致正常形态。

【诊断】

右眼特发性黄斑裂孔，双眼白内障。

【治疗经过】

先后行双眼超声乳化白内障摘除术联合人工晶状体植入术，术后 1 个月复查 BCVA：OD 0.1，OS 0.8，双眼人工晶状体位正，散瞳查眼底可见右眼黄斑区圆形红色裂孔，直径约 1/4 视乳头直径，孔周视网膜轻度水肿，颞下血管弓旁小片色素脱失（图 10 - 1）；OCT 检查可见右眼黄斑区全层裂孔，裂孔直径 399 μm，基底径 816 μm，裂孔周围神经上皮层水肿，孔缘略翘起，伴玻璃体黄斑牵引综合征（vitreomacular traction syndrome，VMT）（图 10 - 2）。诊断为"右眼特发性全层黄斑裂孔（中等大小伴 VMT），双眼人工晶状体眼"。

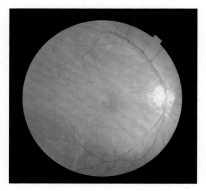

黄斑区圆形裂孔，直径约 1/4 视乳头直径，孔周视网膜轻度水肿，颞下血管弓旁小片色素脱失。

图 10 - 1　白内障术后 1 个月右眼眼底彩照

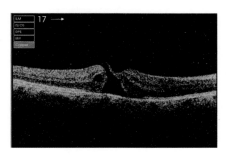

右眼全层黄斑裂孔，测量孔径 399 μm，裂孔周围神经上皮层水肿，孔缘略翘起，伴 VMT。

图 10 - 2　右眼白内障术后 1 个月 OCT 检查

完善术前 3 天抗生素滴眼、泪道冲洗、结膜囊冲洗等术前准备后，于表面麻醉下行右眼玻璃体腔 C_3F_8 注气术。手术过程为：表面麻醉及消毒后，开睑器开睑，先行前房穿刺放出少量房水，角膜缘后 3.5 mm 处使用 30 G 针头向玻璃体腔注射 100% C_3F_8 0.2 mL。术后要求患者保持头低位 7 天。

术后 10 天复查：右眼裸眼视力 0.1，非接触眼压 15 mmHg，眼底可见气液平面，黄斑区色素紊乱。复查 OCT 示右眼黄斑裂孔桥样闭合，中心凹神经上皮下少量积液（图 10 - 3）。

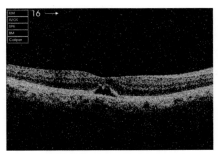

右眼黄斑裂孔桥样闭合，VMT 解除，中心凹神经上皮下少量积液。

图 10 - 3　右眼单纯玻璃体腔注气术后 10 天 OCT 检查

注气术后 1 个月复查：右眼裸眼视力 0.15，非接触眼压 12 mmHg，散瞳查眼底可见黄斑区色素紊乱，视网膜在位，未见出血、渗出、周边视网膜变性区等异常。OCT 检查示右眼黄斑裂孔闭合，神经上皮下积液完全吸收，中心凹下椭圆体带结构不连续（图 10 - 4）。

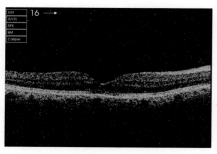

右眼黄斑裂孔闭合，中心凹下积液完全吸收，椭圆体带结构不连续。

图 10 –4　右眼单纯玻璃体腔注气术后 1 个月 OCT 检查

注气术后 5 个月复查：右眼 BCVA 0.4，非接触眼压 13 mmHg，眼底可见黄斑区色素紊乱，OCT 检查示右眼黄斑中心凹形态欠光滑，中心凹下椭圆体带结构不连续，但较前次缺失范围缩小（图 10 –5）。

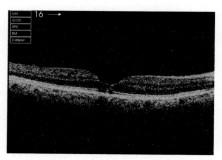

右眼黄斑裂孔闭合，中心凹形态欠光滑，中心凹下椭圆体带结构仍不连续，但较图 10 –4 缺失范围缩小。

图 10 –5　右眼单纯玻璃体腔注气术后 5 个月 OCT 检查

随后患者未规律随诊，术后近 6 年后再次至我院门诊检查，右眼 BCVA 0.8，眼底未见明显异常，OCT 示右眼黄斑中心凹形态大致正常，中心凹下椭圆体带结构连续完整（图 10 –6）。

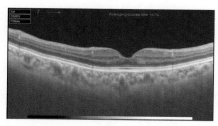

右眼黄斑中心凹形态大致正常，中心凹下椭圆体带结构连续。

图 10 –6　右眼单纯玻璃体腔注气术后近 6 年 OCT 检查

病例分析

本例患者特发性全层黄斑裂孔诊断明确，主要讨论焦点在于对手术方式的选择上。近年对于全层黄斑裂孔的分级，多采用基于 OCT 检查的玻璃体视网膜交界面疾病分类方法，即按孔径（小：≤250 μm；中：250～400 μm；大：>400 μm）、是否存在玻璃体黄斑牵拉（VMT）和形成原因（特发性或继发性）进行分类。故本例患者诊断为右眼中等大小伴 VMT 的特发性全层黄斑裂孔。

黄斑裂孔的手术方式主要包括：玻璃体切除术（联合或不联合白内障摘除、联合或不联合视网膜内界膜剥除）、单纯玻璃体腔注气松解术及重组微纤溶酶（ocriplasmin）玻璃体腔注射术。既往研究显示，对于特定病例，单纯玻璃体腔注气松解术可引起玻璃体后脱离，从而减轻其对视网膜的牵拉。笔者团队对 26 例黄斑裂孔患者进行单纯玻璃体腔注气术，最终显示 65.4% 的裂孔闭合，并发现直径小于 400 μm，单纯玻璃体腔注气手术疗效较好。但由于单纯玻璃体腔注气术可能由于气体膨胀时对玻璃体皮质造成牵拉作用，导致玻璃体与视网膜之间较强的牵引力，从而造成周边视网膜破孔甚至视网膜脱离，故对于患者选择需要慎重，术前检查及评估极为重要。存在周边视网膜变性区的患者，尽量不选择单纯玻璃体腔注气手术。本例患者年龄较大，黄斑裂孔直径小于 400 μm，伴有 VMT，采用单纯玻璃体腔注气术手术时间短、创伤小，并且更为经济，故决定对其采用单纯玻璃体腔注气术治疗。

术后随访发现，随着 VMT 的解除，全层黄斑裂孔首先表现为桥样闭合，随后中心凹下少量积液完全吸收，黄斑中心凹形态恢复，外层视网膜结构（椭圆体带）也逐渐从不完整状态恢复正常。这可能也从临床上证实了黄斑裂孔的发病机制，并提示一旦解除玻璃体视网膜交界面处的玻璃体牵拉，较小的黄斑裂孔可达到较好的

笔记

解剖学复位，同时可避免玻璃体切除术中使用吲哚菁绿染色、光导照射或过多操作造成并发症。

📋 病例点评

临床上对于特发性黄斑裂孔的治疗，目前的标准术式是玻璃体切除、剥除视网膜内界膜（inner limiting membrane，ILM）及眼内气体填充，但对于特定病例，如裂孔直径较小、伴有VMT、术前未发现周边视网膜变性区及裂孔的患者，也可考虑采用单纯充气玻璃体松解术（pneumatic vitreolysis）治疗。这种治疗方式更为经济、操作简便，大大减少手术时长，如果病例选择适当，可达到非常好的效果。本患者由于OCT显示有明显的VMT，经单纯玻璃体腔注气，牵拉得到解除，黄斑裂孔也随之闭合。同时由于单纯注气对视网膜基本没有损伤，术后视网膜各层的解剖结构也逐渐恢复。术后早期中心凹下存在少量视网膜下积液，但很快积液便可吸收，椭圆体带缺损也逐渐修复。这些都提示对于合适的病例，选择单纯玻璃体腔注气术可成功治疗特发性黄斑裂孔。由于注射的是膨胀气体，术后一定注意眼压监测，若注气术失败，可再行常规玻璃体切除术治疗。

参考文献

1. DUKER J S, KAISER P K, BINDER S, et al. The International Vitreomacular Traction Study Group classification of vitreomacular adhesion, traction, and macular hole. Ophthalmology, 2013, 120 (12): 2611 – 2619.

2. BUZZACCO D M, PATEL S S. Treatment of symptomatic vitreomacular adhesion with expansile sulfur hexafluoride (SF6) gas. Open Ophthalmol J, 2017, 11: 80 – 83.

3. CHAN C K, CROSSON J N, MEIN C E, et al. Pneumatic vitreolysis for relief of vitreomacular traction. Retina, 2017, 37 (10): 1820 – 1831.

4. HAN R, CHEN Y, ZHANG C, et al. Treatment of primary full – thickness macular hole by intravitreal injection of expansile gas. Eye (Lond), 2019, 33 (1): 136 – 143.

（韩若安　陈有信）

病例 11
眼内颗粒细胞瘤

病历摘要

【基本信息】

患儿,女,5 岁。家长发现其右眼外斜 2 年余,视物不见 2 个月,就诊。

患儿无眼痛、眼胀,不伴全身症状。足月剖宫产,无窒息、吸氧史,生长发育与同龄儿相仿。既往史、家族史无特殊。请多科会诊,全身检查无特殊。

【眼科检查】

右眼视力无光感(no light perception,NLP),眼压 7 mmHg;左眼视力 1.0,眼压 10 mmHg。双眼眼睑未见异常。右眼外斜约 15°,各方向运动无明显受限。右眼结膜轻充血,角膜透明,巩膜无充

81

血、结节，角膜后 KP（ - ），前房常深，丁达尔现象（ + ），前房细胞（ + ），虹膜纹理清，无前后粘连、结节，瞳孔正圆固定，直径约 5 mm，对光反射消失，晶状体透明，玻璃体见细胞、色素及小团块状混浊，视网膜灰黄色，散在淡黄色斑点，视乳头周围、下方视网膜广泛脱离，其下见黄白色实性隆起，隆起表面见血管走行，隆起的视网膜遮挡视乳头，未见出血。左眼未见明显异常。

【治疗经过】

　　FFA 示占位双循环，呈斑驳状荧光，晚期无荧光渗漏（图 11 - 1）。眼部 B 超示右眼内视乳头前中 - 高回声占位，高度约 11.0 mm，其周围视网膜脱离（图 11 - 2）。眼眶 CT 示右眼球内部偏内后方可见半圆形稍高密度影，CT 值约 46 HU，未见明显钙化，晶状体位置未见异常改变，眼球形态尚规则（图 11 - 3A）。眼眶增强磁共振成像示右侧眼球内可见异常信号占位灶，约 13.3 mm × 8.2 mm，T1WI 显示欠清，T2WI 呈混杂信号，增强扫描见较明显不均匀强化，T1WI 示右侧眼球呈不均匀较高信号，眼外肌、视神经、眶内等未见异常（图 11 - 3B）。

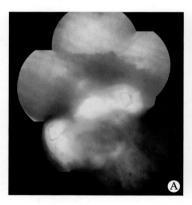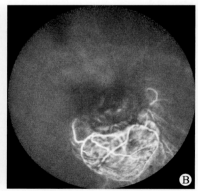

　　A. 眼底彩照示视乳头前及下方占位，周围视网膜脱离；B. FFA 示占位双循环及斑驳状荧光。

图 11 - 1　右眼眼底彩照与 FFA 检查

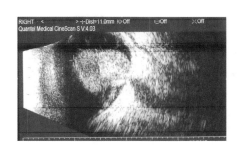

图 11 -2　B 超显示右眼内视乳头前占位

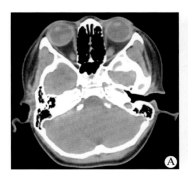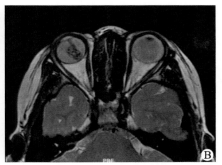

A. CT 示右眼内稍高信号影；B. MRIT2 加权像示右眼内混杂信号影。

图 11 -3　CT 与 MRI 检查

血常规、尿常规、肝功能、肾功能、凝血功能、乙肝、梅毒、HIV 病毒检查、胸片、盆腔超声等检查无明显异常。右眼玻璃体腔穿刺抽液送病理液基细胞学查瘤细胞：未见瘤细胞。考虑患儿病程较长，暂无明显转移表现，良性肿瘤或炎性疾病可能性大，为明确诊断，遂于全身麻醉下行右眼玻璃体切除术，切除部分瘤体送病理检查。术中见占位边界清晰，无明显包膜，质韧，占位表面及内部有血管生长，手术过程中出血较多。病理诊断考虑（视网膜）颗粒细胞瘤（图 11 -4），见卵圆形 Milian 小体（图 11 -4 右黄色箭头）。免疫组织化学示：CD68（ + ），GFAP（ - ），Ki - 67（index 1%），NSE（ + ），S - 100（ + ），Syn（ - ），CD123（ - ），CD163（ + ）。

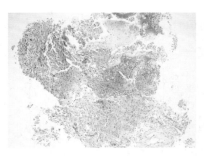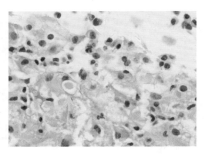

图 11 - 4　病理活组织检查结果：可见 Milian 小体（黄色箭头）

【诊断】

右眼内颗粒细胞瘤，右眼无光感眼。

病例分析

颗粒细胞瘤（granular cell tumor，GCT）的诊断依赖病理学检查，可全身发病，但目前未见眼内病例报道。既往研究中，眼外的颗粒细胞瘤大体标本检查呈黄白、灰黄色，质地中等，该表现与本例相符。通常，病理镜检见瘤细胞紧密排列，界限可欠清，其间有纤维结缔组织分隔，可见血管。瘤细胞胞质丰富，内含大小不一嗜酸性颗粒。脓疱样卵圆形的 Milian 小体（pustulo - ovoid bodies of Milian）是其特征表现，表现为绕以亮环的圆形嗜酸性颗粒，可以作为与其他肿瘤鉴别的依据；本例中亦可见 Milian 小体。颗粒细胞瘤分为良性和恶性两类，良性颗粒细胞瘤瘤细胞大小较均匀一致，核小圆形，居中，深染。

恶性颗粒细胞瘤诊断除了参考肿瘤生物学行为外，组织学形态也可参考：①核呈空泡状并可见大核仁；②瘤细胞成片生长；③核分裂象（>2 个/10 HPF，200 倍）；④坏死；⑤高核质比；⑥多形性。因眼科难以取到较大体积瘤体送检，因此根据既往文献报道，可以根据 Ki - 67 增殖指数判断肿瘤良恶性：Ki - 67 增殖指数 3%～5% 者，认为良性。另有观点认为，组织学发现肿瘤坏死及肿瘤细胞分裂不作为恶性颗粒细胞瘤诊断标准，转移是判断恶性颗粒细胞瘤的标准。颗粒细胞瘤可多发，发生于淋巴结、骨、脏器的颗粒细胞瘤较多发颗粒细胞瘤更易转移。根据上述标准，本例符合良性颗粒细胞瘤。此外，颗粒细胞瘤免疫组化染色中，S-100、vimentin 均为阳性，NSE、CD56、p75 也常为阳性，GFAP、Syn 为阴性；亦与本例相符。因此，根据病理检查、免疫组化检查、临床表现，本例符合良性眼内颗粒细胞瘤诊断。

在鉴别诊断方面，因目前无眼内颗粒细胞瘤诊断经验，因此须与视网膜母细胞瘤、视网膜细胞瘤等肿瘤鉴别，除眼底表现及辅助检查外，主要基于病理学检查，颗粒细胞瘤可见嗜酸性颗粒及 Milian 脓疱样卵形体。视网膜母细胞瘤位于视网膜，多呈灰白色，常有钙化及坏死。病理将视网膜母细胞瘤（retinoblastoma，RB）分为未分化型和分化型。未分化型瘤细胞核深染，胞质极少，生长迅速，超过血液供应趋势明显，因此血管周围可见袖套状包绕瘤细胞，坏死常见。无钙化的视网膜母细胞瘤多为未分化型，未分化型视网膜母细胞瘤免疫组化染色多为 S-100（-）。分化型特征性病理改变为瘤细胞呈菊花团样，免疫组化染色可为 GFAP（+）。

在治疗方面，目前暂无针对颗粒细胞瘤的大规模、长期随访临床研究，因此缺乏治疗颗粒细胞瘤的循证医学证据。主要治疗方法为手术切除，尽可能切缘干净。若为恶性颗粒细胞瘤，还可包括局部淋巴结清扫。化疗与放疗对颗粒细胞瘤效果欠佳。另有文献报道，激酶抑制剂帕唑帕尼可能对恶性颗粒细胞瘤也有一定治疗作用。近期研究发现恶性颗粒细胞瘤 *PIK3CA* 基因改变可能作为全新的治疗靶点，但尚在研究中。目前暂无眼内颗粒细胞瘤治疗经验，参考其他部位颗粒细胞瘤治疗，以手术切除为主，但其长期疗效、预后有待观察。

🔋 病例点评

颗粒细胞瘤于 1926 年由 Abrikossoff 首先报告。其起源曾存在争议，一度被认为可能是肌肉组织来源的肿瘤，因此曾被称为"颗粒细胞肌母细胞瘤（granular cell myoblastoma）"。随着免疫组织化学检查及电子显微镜的深入研究，目前认为颗粒细胞瘤可能起源于神经鞘施万细胞（Schwann cell），为神经源性肿瘤。颗粒细胞瘤可累及全身多处，多见于头颈部、皮肤黏膜、呼吸系统、消化系统、泌尿生殖系统、神经系统及其余部位软组织等处，以口腔特别是舌部最为常见。颗粒细胞瘤一般无自觉症状，不同部位的眼外颗粒细胞瘤亦可有不同的临床表现，如疼痛等症状。颗粒细胞瘤多为良性，恶性颗粒细胞瘤少见。本病可发生于任何年龄段，甚至为先天性肿瘤，发病高峰年龄为40～60岁，性别比例不同文献报道不一。

眼部颗粒细胞瘤可发生于眼眶内、眼睑、视神经、眼外肌肉、泪囊等，约3%的颗粒细胞瘤见于眼眶。以眼球突出为主要表现，并可引起眼球向一侧偏移、眼球运动障碍、视力下降、视乳头水肿等表现。颗粒细胞瘤B超检查呈占位性病变，边界清楚，内回声分布不均，声衰减不明显。CT检查见类圆形或不规则形状边界清楚的均质团块影，CT值在软组织范围为40～60 HU。MRI检查T1WI呈均质信号，强度与脑灰质相似，T2WI呈低信号，增强扫描时可见不同程度强化。

目前暂无眼内颗粒细胞瘤报道，本病例诊断主要依靠病理活体组织检查及免疫组织化学染色技术。既往研究认为颗粒细胞瘤可能来源于施万细胞，施万细胞主要分布于周围神经系统中神经元的突起周围。但视神经属于中枢神经，B超提示眼内颗粒细胞瘤与视乳头相连，因此眼内颗粒细胞瘤的来源及发生机制有待进一步研究。

此为首次报告的眼内颗粒细胞瘤病例，表现为前节及玻璃体炎症，视网膜下黄白色实性肿物，有滋养血管。CT、MRI表现与眼眶颗粒细胞瘤相似，呈实性占位，边界清楚，CT值40～60 HU。FFA检查见双循环，肿物表面斑驳状荧光。确诊依靠组织病理学检查，治疗方案有待进一步观察、随诊和研究。

参考文献

1. MACHADO I, CRUZ J, LAVERNIA J, et al. Solitary, multiple, benign, atypical, or malignant: the "Granular Cell Tumor" puzzle. Virchows Archiv, 2016, 468 (5): 527 – 538.

2. EPSTEIN D S, PASHAEI S, HUNT E, et al. Pustulo – ovoid bodies of Milian in granular cell tumors. Journal of cutaneous pathology, 2007, 34 (5): 405 – 409.

3. FANBURG – SMITH J C, MEIS – KINDBLOM J M, FANTE R, et al. Malignant granular cell tumor of soft tissue: diagnostic criteria and clinicopathologic correlation. The American journal of surgical pathology, 1998, 22 (7): 779 – 794.

4. KAPUR P, RAKHEJA D, BALANI J P, et al. Phosphorylated histone H3, Ki – 67, p21, fatty acid synthase, and cleaved caspase – 3 expression in benign and atypical granular cell tumors. Archives of athology & laboratory medicine, 2007, 131 (1): 57 – 64.

5. NASSER H, AHMED Y, SZPUNAR S M, et al. Malignant granular cell tumor: a look into the diagnostic criteria. Pathol Res Pract, 2011, 207 (3): 164 – 168.

6. CONLEY A P, KOPLIN S, CARACCIOLLO J T, et al. Dramatic response to pazopanib in a patient with metastatic malignant granular cell tumor. J Clin Oncol, 2014, 32 (32): e107 – e110.

7. MCGUIRE L S, YAKOUB D, MOLLER M G, et al. Malignant granular cell tumor of the back: a case report and review of the literature. Case Rep Med, 2014, 2014: 794648.

8. PAPAMICHAEL K, ARCHAVLIS E, LARIOU C, et al. Granular cell tumour in a patient with Crohn's disease treated with infliximab: coincidence or causal relationship? Eur J Gastroenterol Hepatol, 2012, 24 (7): 857 – 859.

9. FISHER E R, WECHSLER H. Granular cell myoblastoma—a misnomer. Electron microscopic and histochemical evidence concerning its Schwann cell derivation and nature (granular cell schwannoma). Cancer, 1962, 15: 936 – 954.

10. MOSELEY I. Granular cell tumour of the orbit: radiological findings. Neuroradiology, 1991, 33 (5): 399 – 402.

11. AHDOOT M, RODGERS I R. Granular cell tumor of the orbit: magnetic resonance imaging characteristics. Ophthalmic Plast Reconstr Surg, 2005, 21 (5): 395 – 397.

（杨景元　陈有信）

病例 12
Purtscher 样视网膜病变

病历摘要

【基本信息】

患者，男，65 岁。主诉"右眼突发视力下降 2 周"。自述发病前无明显诱因。高血压病史 15 年，控制尚可。

【眼科检查】

最佳矫正视力右眼手动，左眼 1.0，右眼 RAPD（+），双眼眼压及其他眼前节表现大致正常。散瞳眼底检查显示右眼后极部围绕视乳头分布广泛散在黄白色棉絮斑及 Purtscher 斑，伴少量片状出血，累及黄斑，视网膜水肿，黄斑反光消失，中心凹旁可见灰白色楔形病灶（图 12 - 1）；左眼底大致正常。追问病史，患者否认胰腺炎、骨折等重大创伤或全身疾病。补充 FFA、OCT 及 OCTA 检查。FFA 检查显示右眼臂 - 视网膜循环时间大致正常（14 s），散在片状弱荧光区，与棉絮斑及 Purtscher 斑对应（图 12 - 2）。OCT检查显示视网膜水肿增厚，以内层视网膜为著，黄斑旁内核层局限高反射条带，边界清晰，与眼底所见黄斑旁灰白色楔形病灶区域对应，为急性黄斑旁中心中层视网膜病变（paracentral acute middle maculopathy，PAMM）（图 12 - 3）。OCTA 检查显示内层、外层视网膜血流密度均明显降低，低血流信号区域分布不均匀，脉络膜毛细血管层呈蜂房状低信号（图 12 - 4）。

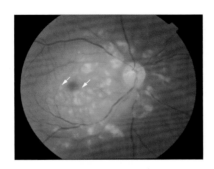

可见围绕视乳头及后极部广泛分布的棉絮斑、Purtscher 斑（白色箭头）及散在片状出血。

图 12 - 1　右眼眼底彩色照相

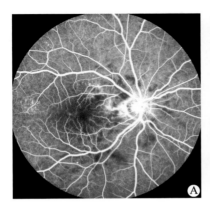
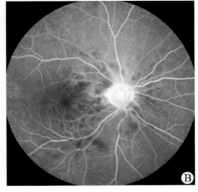

A. FFA 检查早期（50 s）可见后极部斑驳状弱荧光，与眼底像棉絮斑及 Purtscher 斑对应；B. FFA 检查晚期（10 min）可见后极部弱荧光随时间推移无明显变化。

图 12 - 2　右眼 FFA 检查

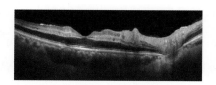

可见黄斑区视网膜水肿增厚，中心凹旁内核层条带状高反射信号（PAMM）。

图 12 -3　右眼 OCT 检查

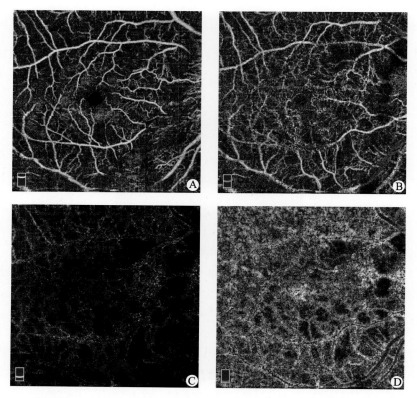

A. 右眼浅层视网膜 OCTA 检查显示血流密度降低；B. 右眼深层视网膜 OCTA 检查显示血流密度降低，较浅层更为严重；C. 右眼外层视网膜 OCTA 图像（接近视网膜色素上皮层）；D. 右眼脉络膜毛细血管层 OCTA 检查显示蜂房状血流密度降低，且范围较视网膜更为广泛而严重。

图 12 -4　右眼 OCTA 检查

【诊断】

Purtscher 样视网膜病变。

【治疗经过】

给予患者前列地尔注射液（凯时）静脉滴注扩血管改善视网膜

缺血，同时建议内科就诊排查其他免疫疾病如系统性红斑狼疮、血栓性血小板减少性紫癜等。结果回报血常规、抗核抗体谱、抗中性粒细胞胞质抗体谱、C反应蛋白、红细胞沉降率等均大致正常，行头颅CT检查显示腔隙性脑梗死，其他未见明显异常。患者3个月后复诊，右眼最佳矫正视力提高至0.05，视网膜棉絮斑及Purtscher斑片状出血等大部分吸收，OCT检查显示视网膜水肿消退但仍可见PAMM病灶，OCTA检查显示脉络膜蜂房状低信号已转变为均一的低血流密度信号。

病例分析

　　Purtscher视网膜病变（Purtscher retinopathy，PUR）又称远达视网膜病变，是1910年首先由Otmar Purtscher提出并命名。无外伤史时，定义为Purtscher样视网膜病变（Purtscher-like retinopathy）。根据对PUR病因的系统分析，急性胰腺炎和外伤是其最常见病因，其他还有长骨骨折、系统性红斑狼疮等。少见原因如心肌梗死并发PUR也有病例报告。PUR的确切发病机制尚不明确，但目前普遍认为毛细血管前小动脉梗塞是其主要病理生理异常，栓子可以是空气、脂肪、血栓，甚至免疫复合物等。本例患者无明确外伤史及免疫系统疾病，但腔隙性脑梗死可能提示部分发病原因。患者有高血压病史，高血压视网膜病变是重要的鉴别诊断，但患者发病时血压一直控制平稳，未出现过突然增高的情况，且单眼发病，无明显视乳头水肿，可予排除。

　　PUR的诊断主要根据典型的病史如外伤或系统性疾病后突发视力下降等，眼底表现为后极部散在分布的棉絮斑、Purtscher斑、片状出血等。多模式影像如FFA、OCT、OCTA等可为诊断、随访和预后判断提供更多参考信息。既往报告PUR的FFA表现主要为血管充盈迟缓、无灌注区和视网膜缺血等。OCTA可以显示更为广泛

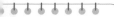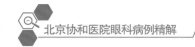

的深层和浅层毛细血管丛的低灌注；OCT 检查则显示黄斑的囊样水肿甚至是视网膜下液的形成。PAMM 是一种特殊的 OCT 征象，表现为黄斑中心凹旁内核层高反射条带，是外层视网膜毛细血管缺血的表现。该患者多模影像检查同样显示出眼底不同层次的缺血，需要指出其 OCTA 脉络膜毛细血管层面扫描表现为蜂房样的低血流信号，其边界较视网膜的血流密度降低区域更为清晰，提示 PUR 的缺血在脉络膜毛细血管层可能以小叶为单位，且范围更为广泛。

PUR 的治疗以对因治疗为主，部分 PUR 患者在病因解除后视力可恢复至正常，但多数患者视力预后不佳，远期视力预后低于 0.1，且尚无明确的预后因素。本例患者发病后 2 周就诊，OCT 显示 PAMM 病灶黄斑中心凹同时存在浅层和深层毛细血管网缺血，OCTA 显示视网膜、脉络膜毛细血管层均有明显缺血表现。治疗方面给予前列地尔注射液改善眼底循环，同时可减缓局部组织免疫和炎症反应，另外建议内科就诊进一步控制高血压。

病例点评

PUR 多数与外伤或特定的系统性疾病如系统性血斑狼疮（systemic lupus erythematosus，SLE）等相关，本例患者无以上情况，但存在高血压、腔隙性脑梗死，而 PUR 的病理生理过程亦与血栓形成和血管闭塞有关，因此两者之间可能存在一定的相关性。多模式影像为眼底疾病的诊断、随诊和多角度认识提供了新的方法和思路，OCT 分辨率和扫描深度的提高、OCTA 对不同层次血流情况的呈现有助于更为立体地认识眼底疾病，并从更多角度评估疾病的状态，给出更为准确的预后判断。本例中 OCTA 显示患者脉络膜毛细血管层"蜂房样"血流密度降低形态，此前尚未报告，同样提示 PUR 病变范围并不局限于视网膜，且后期虽有一定程度的恢复，仍低于正常状态，为认识 PUR 病理生理过程和病变范围给予了更多提示。

参考文献

1. PURTSCHER O. Noch unbekannte befunde nach schadeltrauma. Ber Dtsch Ophthalmol Ges, 1910, 36：294－301.

2. AGRAWAL A, MCKIBBIN M A. Purtscher's and Purtscher－like retinopathies：a review. Surv Ophthalmol, 2006, 51（2）：129－136.

3. MIGUEL A I, HENRIQUES F, AZEVEDO L F, et al. Systematic review of Purtscher's and Purtscher－like retinopathies. Eye（London, England）, 2013, 27（1）：1－13.

4. ANG L, CHANG B C M. Purtscher－like retinopathy—A rare complication of acute myocardial infarction and a review of the literature. Saudi J Ophthalmol, 2017, 31（4）：250－256.

5. HAMOUDI H, NIELSEN M K, SORENSEN T L. Optical coherence tomography angiography of purtscher retinopathy after severe traffic accident in 16－year－old boy. Case Rep Ophthalmol Med, 2018, 2018：4318354.

6. XIAO W, HE L, MAO Y, et al. Multimodal imaging in purtscher retinopathy. retina（philadelphia, pa）, 2018, 38（7）：e59－e60.

7. ONARAN Z, AKBULUT Y, TURSUN S, et al. Purtscher－Like Retinopathy Associated with Synthetic Cannabinoid（Bonzai）Use. Turk J Ophthalmol, 2019, 49（2）：114－116.

8. RAHIMY E, KUEHLEWEIN L, SADDA S R, et al. Paracentral Acute Middle Maculopathy：What We Knew Then and What We Know Now. Retina（Philadelphia, Pa）, 2015, 35（10）：1921－1930.

9. NAKASHIMA H, IWAMA Y, TANIOKA K, et al. Paracentral Acute Middle Maculopathy following Vitrectomy for Proliferative Diabetic Retinopathy：Incidence, Risk Factors, and Clinical Characteristics. Ophthalmology, 2018, 125（12）：1929－1936.

10. SOARES B L, FREITAS M A, MONTERO E F, et al. Alprostadil attenuates inflammatory aspects and leucocytes adhesion on renal ischemia and reperfusion injury in rats. Acta Cir Bras, 2014, 29（S2）：55－60.

（李 冰 陈有信）

病例 13
黄斑裂孔自发性反复

病历摘要

【基本信息】

患者，男性，64 岁。主诉"右眼特发性黄斑裂孔手术后裂孔未闭合 6 个月"。

【眼科检查】

右眼视力 0.01，眼底可见黄斑孔，约 1 PD 大小。左眼视力 0.5，左眼眼底黄斑裂孔 1/4 PD 大小。OCT 显示右眼黄斑裂孔基底径 1515 μm，左眼黄斑裂孔基底径 192 μm。

【诊断】

双眼特发性黄斑裂孔，右眼玻切术后黄斑裂孔未闭合。

【治疗经过】

入院行右眼玻璃体切除术＋内界膜移植填充术，术毕空气充填玻璃体腔。术后3个月视力提高至0.1，黄斑孔闭合良好（图13－1）。左眼经过4个月观察，OCT检查曾发现黄斑裂孔自行闭合，但其后再次复发（视力0.15），准备收入院手术，在院检查发现黄斑裂孔再次闭合（图13－2）。末次随诊左眼视力为0.1。

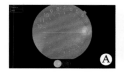
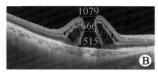
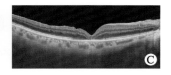

A. 术前彩照；B. 黄斑裂孔及测量；C. 术后黄斑孔闭合。

图13－1　右眼手术前后情况

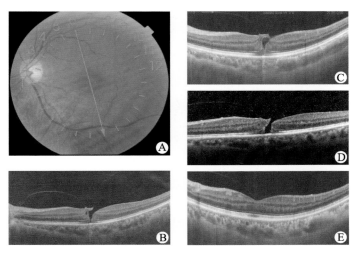

A. 眼底彩色照相；B. OCT检查示黄斑裂孔及孔缘牵拉；C. 黄斑裂孔自行开始闭合；D. 裂孔再次开放；E. 最后一次随诊，黄斑裂孔闭合。

图13－2　左眼黄斑裂孔变化情况

病例分析

患者右眼特发性巨大黄斑裂孔，1 PD大小，第2次手术采用内界膜移植填塞术，仅仅空气填充就获得了成功。对于这种巨大裂

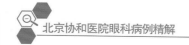
孔，填塞术是闭合黄斑孔常用的方法，填塞物可以是自体的，如血小板、晶状体囊膜、周边部视网膜植片、其他部位的内界膜，还有报道结膜缘干细胞移植。异体的填塞物可以有羊膜等。裂孔周围松解术也是办法之一，使用笛针或者其他器械在孔缘进行按摩，轻吸甚至牵拉，可以使孔缘周围视网膜得以松解。最近有学者提出黄斑裂孔多次手术不闭合可能与视网膜下粘连牢固未解除有关，单纯的视网膜表面内界膜撕除的松解方式不能达到目的，建议采用 41 G 针头视网膜下注射生理盐水造成人工视网膜脱离，使裂孔得以闭合，称之为视网膜松解术。对二次手术的患者，术毕最好采用长效惰性气体填充，如 SF_6 及 C_3F_8，二次手术成功率也在 90% 以上。

本例患者左眼黄斑裂孔，发生了裂孔—闭合—裂孔—闭合这一过程。黄斑裂孔有自行闭合的可能性，但是特发性黄斑裂孔的自行闭合发生率小于外伤性黄斑裂孔。此类患者的黄斑裂孔直径一般都小于 400 μm，特别是 250 μm 以下有更大的自行闭合概率。其他可能发生自行闭合的 OCT 特征包括玻璃体黄斑牵拉缓解、桥状结构、黄斑前膜、囊样结构等。但是有学者认为外伤性黄斑裂孔自闭的独立因素是非囊样结构，这是与特发性黄斑裂孔不一同之处。

病例点评

黄斑裂孔人群发病率为 0.02%～0.8%，双眼黄斑孔患者占 11.7%。黄斑裂孔自行闭合率为 2.7%～6.2%，外伤性黄斑裂孔自行闭合更多见（10.7%～44%）。本例左眼黄斑裂孔的反复，可能与患者裂孔小，孔瓣上可见明确牵拉，牵拉引起的瓣在不同情况下有起伏，同时高频、规律随诊，抓住了其在发病病程中玻璃体黄斑牵拉缓解 - 加重的某一点有关。本例也提示鉴于此类黄斑裂孔有自愈的可能性，需要对手术时机进行个体斟酌。

（闵寒毅）

病例 14
硅油眼眼内炎

📋 病历摘要

【基本信息】

患者，女，62 岁。主诉"左眼玻璃体切除术后眼内炎 1 个月"。

现病史：患者 1 个月前因左眼玻璃体积血、视网膜分支静脉阻塞及牵拉性视网膜脱离在当地医院行左眼玻璃体切除联合硅油填充术。术后 2 天出现眼红、眼痛伴视力下降，检查发现前房积脓，虹膜新生血管，眼压升高。诊断为"左眼眼内炎、继发性青光眼"。结膜囊拭子培养表皮葡萄球菌阳性。予以全身抗生素包括头孢霉素及万古霉素和局部抗生素及激素眼药治疗，并行前房冲洗和玻璃体内注射抗生素，具体不详。经过 1 个月的治疗，炎症控制不满意，且晶状体混浊加重，为进一步诊治来我院。

既往史：右眼高度近视及弱视，高血压病史 10 余年，控制欠佳。

【眼科检查】

右眼视力 0.01，光定位准确；左眼视力光感，光定位不准确。双眼眼压 20 mmHg。左眼睑肿胀，结膜弥漫性水肿，角膜中度水肿，前房常深，KP（+++），Tyn（+），瞳孔药物性散大固定，虹膜 360°后粘连，晶状体皮质白色混浊，眼底无法窥入。右眼晶状体核Ⅱ级混浊；B 超检查，左眼玻璃体腔硅油信号，视网膜前不规则混浊信号（图 14 - 1）。全身检查正常。

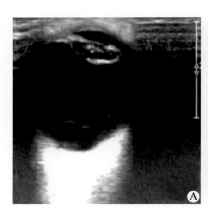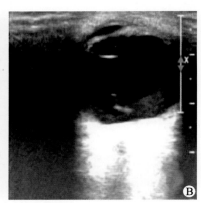

A. 右眼可见轻度玻璃体混浊，后巩膜葡萄肿；B. 左眼玻璃体腔硅油信号，视网膜前不规则混浊。

图 14 - 1 双眼 B 超检查

【诊断】

左眼眼内炎，硅油眼，并发性白内障；右眼白内障，高度近视，弱视。

【治疗经过】

入院行左眼眼内探查术（前后节联合手术），超声乳化针头一进入前房，发现后囊无支撑，硅油溢出。遂取出硅油，吸净皮质，见晶状体核位于后极部视网膜前，视神经苍白，血管白线，视网膜大面积出血、水肿，视网膜表面较厚黄白色渗出膜和视网膜下脓肿（图14-2A）。切除晶状体，剥离视网膜前渗出膜并联合视网膜切开，抽吸视网膜下脓肿并送病理检查。气/液交换后，视网膜平复，激光光凝视网膜切开口周围及可疑危险区，清除晶状体囊膜，制作下方虹膜周切口，硅油填充至眼压正常，关闭切口。术后常规眼部用药。术后6天，视网膜下脓肿的标本培养出了摩氏摩根菌（通过基质辅助激光解吸/电离飞行时间质谱法自动识别），见图14-3。由此诊断为左眼眼内炎。根据药敏结果，予以患者头孢他啶静脉输注（1 g，8 h/次）。1周左右，眼睑红肿消退，角膜清，前房常深，无炎症反应，视网膜在位（图14-2B）。

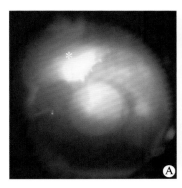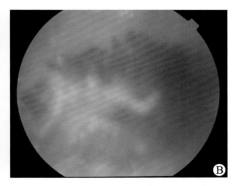

A. 术中晶状体脱位，视网膜下弥漫性灰白色脓肿（*），表面不规则，边缘蓬松，视网膜出血及渗出，血管白线；B. 术后2周，硅油充填，视网膜在位。

图14-2　左眼术中及术后眼底彩色照相

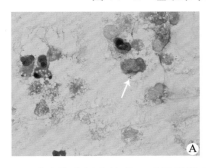

A. 玻璃体液标本涂片，可见零散的细胞和细胞之间的短小杆菌（箭头）；B. 短小杆菌培养后的菌群，经过检验分析为摩氏摩根菌。

图14-3　视网膜下脓肿标本检查结果

病例分析

本例患者第一次术后 2 天就发生眼内炎，结膜囊拭子病原学培养确认表皮葡萄球菌感染，积极治疗，症状好转，前房积脓消失，但是坚持治疗 1 个月，并没有完全控制炎症。究竟是感染未控制还是术后非感染性炎症持续？第 2 次手术标本培养发现另外一种细菌——摩氏摩根菌。前后 2 次细菌培养阳性，不属于同一种菌，敏感抗生素不一样，按照菌种类型分别积极治疗，均有疗效，这也可以解释此病的发病迁延过程。

摩氏摩根菌是一种能引起罕见且预后较差术后眼内炎的革兰阴性菌，是一种机会性病原体，栖息于胃肠道中，但也是正常眼部菌群的罕见分离物。通常在术后住院的患者中发现，当暴露于高危因素下，如使用免疫抑制、糖尿病、手术创伤、营养不良、长期使用 β - 内酰胺类抗生素等时，可引起伤口及泌尿系感染。本例患者来自农村，自身卫生条件较差，当地医院条件有限，均可能导致术后感染，同时该患者在当地医院接受了超过 10 天的广谱抗生素治疗，可能会导致细菌耐药性增加及医源性感染。也因为摩氏摩根菌对 β - 内酰胺类抗生素具有天然抗性，许多摩氏摩根菌菌株对头孢唑啉、头孢泊肟、头孢克肟和氨苄青霉素有耐药性。本例病原体检测中发现分离株还具有超广谱的 β - 内酰胺酶，极大限制了治疗选择，导致初次治疗效果欠佳。但本例患者对头孢他啶反应良好，同时联合硅油取出，清除视网膜下脓肿这一感染灶，很快控制了感染。

🩺 病例点评

　　本例患者在外院就诊时，结膜囊拭子培养结果为表皮葡萄球菌，不能通过此结果确诊感染源，但它是在有典型表现下的优势菌群，因此进行了相应治疗，但反复玻璃体腔注药效果欠佳。表皮葡萄球菌是结膜囊正常菌群中的一种，可以在内眼手术后进入眼内感染，但是通常需要取得眼内液（如房水或玻璃体脓液）的标本来进行检测，才能明确眼内炎的病原。对于硅油术后眼内炎患者，尽早行感染部位细菌培养，查明致病菌，可争取最佳治疗时间。积极的玻璃体手术、脓肿的清创，以及联合玻璃体腔注射敏感抗生素，可有效控制感染，尽量保存视功能。

（肖俊彦　陈　迪　刘文静　闵寒毅）

病例 15
视网膜血管瘤滋养血管缝扎术

病历摘要

【基本信息】

患者，男性，29 岁。主诉"左眼视力下降 10 年，玻璃体切除术后硅油填充 9 个月"。

患者 10 年前无明显诱因出现左眼视力下降，于当地医院诊断为"左眼视网膜血管瘤，玻璃体积血"，予以玻璃体切除术治疗。后间断予以左眼玻璃体腔雷珠单抗注药及视网膜激光光凝治疗，自觉视力情况稳定。

9 个月前，患者无明显诱因再次出现左眼视力下降伴视物遮挡感，就诊于我院，诊断为"左眼视网膜血管瘤，视网膜脱离"（图 15－1A），再次行玻璃体切除术,术中联合增殖膜剥除、视网膜电凝、视网膜切开及硅油填充术。术后次日即出现较重前房积血,经云南白药、卡络磺钠等保守治疗3个月后,前房积血基本吸收。

术后5个月时,发现左眼颞下血管弓旁一视网膜血管瘤瘤体较前显著增大,9个月时视网膜脱离加重,全周周边广泛视网膜下增殖膜(图15-1B、图15-1C),为行手术治疗入院。

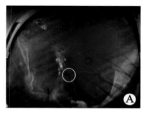
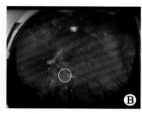
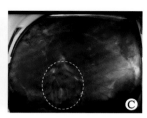

A. 我院第一次手术前超广角眼底彩色照相示左眼多发视网膜血管瘤,下方广泛视网膜脱离并伴视网膜下增殖膜形成。B. 我院第一次手术后5个月时超广角眼底彩色照相示左眼颞下血管弓区视网膜血管瘤瘤体(实线圆圈)较前(A中实线圆圈)明显增大。C. 我院第一次手术后9个月时(第二次术前)超广角眼底彩色照相示左眼颞下血管弓区视网膜血管瘤瘤体附近视网膜脱离(虚线椭圆),瘤体滋养血管粗大、自视乳头直接延伸至瘤体并伴行纤维条索样增殖。全周周边可见广泛视网膜下增殖膜,视网膜浅脱离,各象限周边及黄斑颞侧散在陈旧激光斑伴色素增殖。

图15-1　患者手术前后超广角眼底彩色照相

患者10年前曾因查体发现"右眼视网膜血管瘤"行视网膜激光光凝治疗,后多次复查右眼眼底及视力情况稳定。患者母亲及多位母系亲属曾诊断"Von Hippel-Lindau 综合征(VHL)",患者自诉其曾行全身筛查,暂未发现其他系统异常表现。

【眼科检查】

左眼最佳矫正视力0.04,光定位准确,眼压14 mmHg,结膜轻度充血,角膜透明,中央前房浅,虹膜向前膨隆,360°周边前房消失,瞳孔中等散大,对光反射迟钝,晶状体前表面散在色素,后囊混浊明显。玻璃体腔硅油填充,颞下血管弓旁可见1 PD大小视网膜血管瘤瘤体，其滋养血管粗大、自视乳头直接延伸至瘤体并伴行纤维条索样增殖，瘤体周围视网膜局灶脱离。全周周边可见广泛视网膜下增殖膜，牵拉视网膜浅脱离，局部视网膜前增殖，各象限周边及黄斑颞侧散在陈旧激光斑伴色素增殖（图15－1C）。右眼最佳矫正视力0.8，眼压13 mmHg，前节检查未见明显异常，视网膜在位，各象限可见局灶陈旧激光斑（图15－2）。

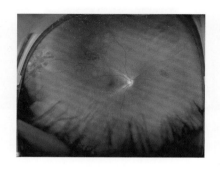

多个瘤体局灶光凝后控制良好。

图15－2 右眼超广角眼底彩色照相

【诊断】

左眼视网膜毛细血管瘤，玻璃体切除术后硅油眼，继发性视网膜脱离，增殖性玻璃体视网膜病变，并发性白内障。

【治疗经过】

在局部麻醉下行左眼前房成形＋白内障超声乳化手术（phacoemulsification，phaco）＋后囊撕开＋剥膜＋硅油取出＋玻璃体切除（23 G）＋重水＋瘤体血管缝扎＋视网膜切开＋视网膜下膜取出＋气/液交换＋视网膜激光光凝＋虹膜周切＋硅油填充术。在剥离血管瘤周围前膜时发生大量出血，注入重水并短时提高灌注压完成积血清除。置吊顶灯，进行瘤体血管缝扎：以10－0缝线经角膜缘主切口由前房入玻璃体腔，从瘤体滋养血管一侧进针，对侧出针并打结，即刻见血流中断。23 G眼内剪剪线后再由角膜缘主切口取出缝针及残线（图15-3）。剥除其余的残膜及下膜，激光封闭裂孔及缝线周围区域，硅油填充至眼压正常。

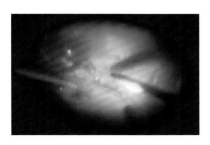

图15-3　视网膜血管瘤滋养血管缝扎术，
术中图像示滋养血管打结中

术后3天眼底检查见瘤体滋养血管缝扎线在位（图15-4A），视网膜较前平复，FFA检查未见明显瘤体显影，提示缝扎治疗有效（图15-4B）。术后3个月复查，左眼最佳矫正视力0.05，眼压正常，被缝扎的血管瘤瘤体已显著缩小，缝线在位，其周视网膜已基本复位（图15-5）。

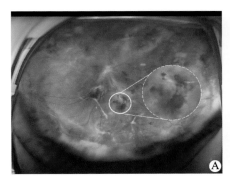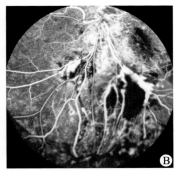

A. 我院第二次术后3天时超广角眼底彩色照相，局部放大（虚线椭圆）示左眼颞下视网膜血管瘤瘤体滋养血管缝扎线在位；B. 术后3天时FFA检查示左眼颞下血管弓区局部荧光遮蔽（出血），未见明显瘤体显影，缝扎部位近端血管粗大，呈强荧光，未见荧光素渗漏。

图15-4　术后超广角眼底彩色相和FFA检查

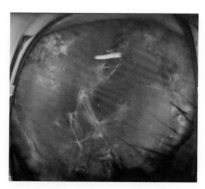

左眼颞下血管弓区被缝扎的血管瘤瘤体已显著缩小，缝线在位，其周视网膜
已基本复位。

图 15 - 5　我院第 2 次术后 3 个月时超广角眼底彩色照相

病例分析

　　本病例尝试运用滋养血管缝扎术对合并视网膜脱离的视网膜血管瘤进行治疗，并观察了短期术后效果。该患者主要瘤体位于颞下血管弓，持续增大，滋养血管粗大且直接从视乳头发出，手术风险高；眼底情况复杂，多次玻璃体切除术后硅油填充，同时合并增殖性玻璃体视网膜病变、视网膜下膜、并发性白内障、浅前房等多种合并症，手术难度大。视网膜血管瘤滋养血管缝扎以最少操作有效阻断瘤体血供，避免了传统瘤体切除术对眼内的扰动及手术副损伤，术后随访 3 个月瘤体显著缩小，视网膜复位。

　　视网膜血管瘤是一种良性的血管肿瘤，呈类圆形局灶病变，多见于视乳头旁或周边视网膜。其既可以是一种孤立的血管病变，也可以是 Von Hippel - Lindau 综合征（VHL）的一种表现。视网膜血管瘤虽进展缓慢，但可引起显著的视力下降。瘤体渗出引起的渗出性视网膜脱离和胶质增生引起的牵拉性视网膜脱离是造成其视力损害的主要原因。

　　在治疗方面，对于位于周边、无症状的孤立视网膜血管瘤病变可以观察，对于进行性进展的瘤体则可采取激光、冷冻的治疗手

笔记

段，对于较大的视网膜血管瘤病变则可考虑光动力治疗、抗 VEGF 治疗、放疗或手术切除。Van Overdam 等人曾报道了 4 例早期行 23 G 手术切除的周边视网膜血管瘤病例，其中 2 例为 VHL 相关。1 例在瘤体病灶切除前 17 个月曾行单纯滋养血管结扎。4 例病例在术后视力均稳定或有提高，2 例病例曾有术后轻度玻璃体积血，术后 4 年时随访病情均稳定，无明显并发症。

与既往研究相比，本例情况则更为复杂。患者左眼眼底多发视网膜血管瘤病变，多次玻璃体切除术后，已出现增殖性玻璃体视网膜病变、牵拉性视网膜脱离、视网膜下膜、并发性白内障等多种并发症，同时，主要瘤体位于后极部，滋养血管粗大，考虑行抗 VEGF 或激光治疗均效果不佳；瘤体切除或分离滋养血管进行单独结扎，均极有可能出现术中大出血，故选用缝扎滋养血管以减少对病灶区域的扰动，并最终取得了不错的治疗效果。该病例提示滋养血管缝扎术能在短期内有效缩小视网膜血管瘤瘤体，维持患者视力稳定，可考虑用于后极部较大瘤体和（或）伴多种并发症，眼底情况复杂的视网膜血管瘤病例的治疗。该术式的长期疗效还有待进一步随访观察。

另外值得注意的是，患者双眼多发视网膜血管瘤病灶，家族明确 VHL 综合征病史，需考虑 VHL 综合征的诊断，定期随访患者全身情况，必要时行基因检测以明确。

病例点评

本例患者 VHL 诊断明确，前期的多种治疗对大部分瘤体有效，有一个大的、顽固瘤体使病情不断恶化，且随治疗而出现多种并发症，检查发现该瘤体滋养血管离视乳头较近，管腔粗大，血流丰富，必须完全阻断血流才能够有效地解决问题。因此本例采用上述手法，稳定了病情。

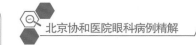
有文献报道对瘤体进行滋养血管结扎术及切除术。其采用的办法是在眼底视网膜中先游离出血管，将线从血管下穿过进行结扎，再Ⅱ期手术将瘤体切除。此种方法游离血管时容易大面积伤及视网膜，甚至脉络膜血管，分离中稍有不慎易导致血管及瘤体大出血，尤其是机化膜较重的病灶。同时血管结扎可能不能完全截断血流，只是部分截流，血流变慢，瘤体内血流停滞凝固，存在后续结扎血管再通或滋养血管再生的情况。

对眼内滋养血管直接缝扎术未见文献报道。其手术难度大，精细度高，须在吊顶灯下双手操作。在伴有视网膜脱离时对滋养血管进行缝扎，通常更不易引起脉络膜损伤。10－0 缝线从角巩膜缘切口进入，用 23 G 镊子夹住，在滋养血管一侧约一个管腔直径处进针，相应对侧出针，双手各持一个镊子打结。要控制打结的力度，如果力度太大，可能撕裂视网膜及血管，导致大出血。如果太小，不能完全阻断血流，会导致血管再通及瘤体复发。

建议对类似粗大瘤体，常规治疗如激光、抗 VEGF，甚至冷冻疗效差的患者，可考虑采用滋养血管缝扎术，能够很好地控制病情。只要供养血流中断，瘤体及相应的并发症也就不难处理。

参考文献

1. OVERDAM K A V, MISSOTTEN T, KILIC E, et al. Early surgical treatment of retinal hemangioblastomas. Actaophthalmologica, 2016, 95（1）：97－102.

2. FARAH M E, UNO F, HOFLING－LIMA A L, et al. Transretinal feeder vessel ligature in von Hippel Lindau disease. Eur J Ophthalmol, 2001, 11：386－388.

3. LANE C M, TURNER G, GREGOR Z J, et al. Laser treatment of retinal angiomatosis, Eye, 1989, 3（1）：33－38.

（张辰茜　闵寒毅）

病例 16
NLRP3 相关自身炎症性
疾病眼部改变

病历摘要

【基本信息】

患者，男，32 岁。主诉"间断双眼发红、眼干、流泪 12 年"。患者自 20 岁左右开始间断双眼发红，偶觉双眼干、流泪，无其他不适，自觉视物清晰。

【眼科检查】

右眼裸眼视力 0.5，左眼裸眼视力 1.0，双眼最佳矫正视力 1.0。双眼结膜充血（图 16 - 1），余前节及眼压未见异常。眼底：双眼视乳头水肿高度隆起，无充血，视网膜血管走行正常，未见出血渗出，黄斑中心光反射可见（图 16 - 2）。

图 16 -1　患者双眼结膜充血

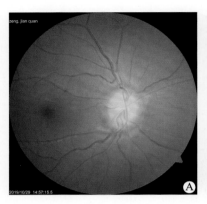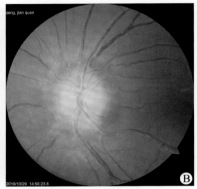

A. 右眼；B. 左眼。可见双眼明显视乳头水肿隆起，边界欠清，视网膜血管及黄斑未见异常。

图 16 -2　双眼眼底彩色照相

【辅助检查】

OCT 检查示：双眼视乳头水肿隆起明显（图 16 - 3）。视野：可见左眼生理盲点扩大（图 16 - 4）。FFA 检查示：双眼造影早期可见视乳头毛细血管扩张，晚期荧光素渗漏，中周部视网膜及黄斑区散在微血管瘤（图 16 - 5）。

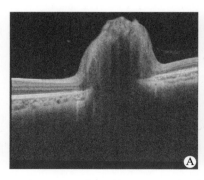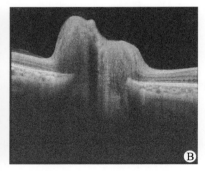

图 16 -3　OCT 检查示双眼视乳头水肿隆起（A. 右眼；B. 左眼）

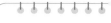

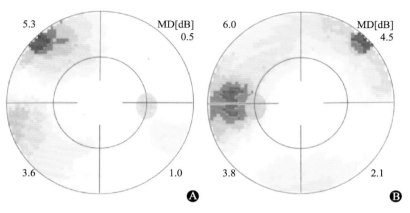

图 16－4 视野检查（A. 右眼；B. 左眼）

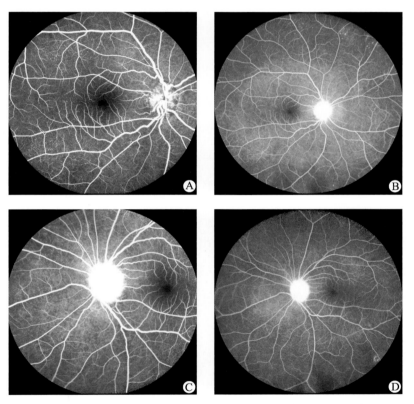

双眼造影早期可见视乳头毛细血管扩张，晚期荧光素渗漏。A. 右眼 FFA 检查早期见视乳头毛细血管扩张；B. 右眼 FFA 检查晚期见视乳头荧光素渗漏，伴中周部视网膜微血管瘤；C. 左眼 FFA 检查中期见视乳头毛细血管渗漏；D. 左眼 FFA 检查晚期见视乳头荧光素渗漏，伴中周部视网膜微血管瘤（此图显示黄斑颞上方微血管瘤）。

图 16－5 FFA 检查

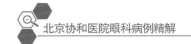

【诊断】

考虑双眼视乳头水肿。详细询问患者全身病史，患者补充信息：曾因"间断发热、皮疹 25 年，听力下降 16 年"于我院风湿免疫科就诊，诊断为：*NLRP3* 相关自身炎症性疾病（NLRP3 - associated inflammatory disease，*NLRP3* - AID）。

【治疗经过】

具体发病过程：6 岁开始间断发热，体温最高 39.5 ℃，伴畏寒、寒战，持续数天好转，间隔数周或数月再发，长大后发热频率较幼时下降。发热时伴皮肤红斑或红斑丘疹、荨麻疹，与遇冷关系不密切。常伴头痛，无明显恶心呕吐，曾行头颅 CT 检查未见异常，头颅 MRI 提示蛛网膜囊肿，其余未见异常。8 岁开始关节痛，累及双膝、足跟、骶髂、掌指等关节，无明显肿胀。9 岁开始耳鸣，听力减弱，16 岁突聋，21 岁后佩戴助听器，26 岁以来眩晕明显，目前几乎全聋，耳鼻喉科诊断为双耳感音神经性聋。有时肌痛。无胸痛、腹痛、口腔溃疡等。发热时血白细胞、血沉和 C 反应蛋白显著升高，发热间期指标下降，但不能恢复正常。既往史：患者乙肝小三阳。家族史：患者 4 岁儿子自出生后 3 个月开始反复皮肤红斑，8 个月开始双膝、髋关节痛，1 岁开始间断发热，头颅 MRI 未见明显异常，腰穿脑脊液检查发现"无菌性脑膜炎"。其余家族史无特殊，详见家系图（图 16 - 6）。体格检查：身高偏矮，160 cm。神清，对答切题，佩戴助听器，双眼充血，胸腹部可见荨麻疹样皮疹（图 16 - 7），其余查体无特殊。患者全基因外显子组检测：*NLRP3* 基因（NM_ 001243133.1）G326E 杂合突变（exon3，c.977G > A）。患者儿子携带相同基因突变。

最终诊断为：*NLRP3* 相关自身炎症性疾病（*NLRP3* - AID），双眼结膜炎，双眼视乳头水肿，双耳感音神经性聋。

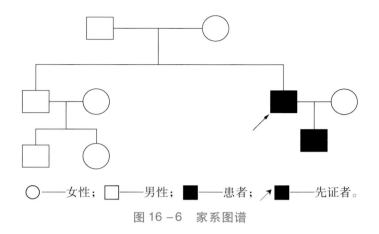

图 16−6 家系图谱

图 16−7 胸腹部荨麻疹样皮疹

病例分析

本例为经风湿免疫科结合临床和基因检测结果确诊的 *NLRP3 −AID* 眼部表现，其主要特征是双眼视乳头水肿。

双眼视乳头水肿表现为视乳头隆起、边界不清，静脉回流阻力增大可表现为视乳头静脉迂曲充血，视盘可略充血，也可伴有视乳头旁线状出血。视乳头水肿可分为初发期、急性期（充分发展期）、慢性期和萎缩期。本例患者为慢性期。

双眼视乳头水肿首先要考虑颅内压升高因素可能性大，但也要进行进一步的辅助检查如视野、FFA 等。视野检查结果可作为与其他引起视乳头水肿的疾病如视神经炎、前部缺血性视神经病变（anterior ischemic optic neuropathy，AION）等的鉴别点之一。视乳头水肿的视野缺损，最典型的是生理盲点扩大，病情逐渐进展可出现视野缺损加重，继而发展为弓形视野缺损，晚期时可累及中心视野。本例患者的视野表现为生理盲点扩大。FFA 检查见早期视乳头毛细血管扩张但无渗漏，提示炎症的可能性小。对于双眼视乳头水肿患者也应常规进行 OCT 检查，一是确认视乳头水肿的存在，二是客观地记录视乳头水肿的程度，以为后续治疗后对比随访保存基线资料。

本例患者视力好，双眼视盘隆起水肿，根据患者已在风湿免疫科确诊 NLRP3 - AID，因此双眼视乳头水肿原因考虑由 NLRP3 - AID 引起的颅内压升高所致。FFA 检查未见血管渗漏，非炎症本身的直接作用。本例患者双眼可见中周部视网膜散在微血管瘤及黄斑区附近微血管瘤，其他文献中未见报道，原因不清，推测有可能为视乳头水肿导致血流回流障碍使视网膜慢性缺血有关。

病例点评

本例患者眼科就诊时发现双眼视乳头水肿，首先想到颅压高的原因。仔细询问病史，患者诉曾在我院风湿免疫科确诊为 NLRP3 - AID。

NLRP3 - AID 也称隐热蛋白相关周期性综合征（cryopyrin - associated periodic syndrome，CAPS），其中隐热蛋白即现在命名的 NLRP3 蛋白。NLRP3 - AID 是由于核苷酸寡聚化结构域样受体（NLR）家族热蛋白域 3（NLRP3）基因突变所导致的一种罕见的常染色体显性遗传性自身炎症性疾病。*NLRP3* 基因突变致编码蛋白功能异常，NLRP3 炎性小体活化，并导致白介素（IL）- 1β 过度产生和释放。临床表现为反复发热、荨麻疹和中枢神经系统非感染性炎症。*NLRP3 - AID* 为 3 种临床特征重叠的综合征：家族性寒冷型自身炎症性综合征（familial cold autoinflammatory syndrome，FCAS）、Muckle - Wells 综合征（Muckle - Wells syndrome，MWS），以及慢性婴儿神经皮肤关节综合征（chronic infantile neurological cutaneous and articular syndrome，CINCA）。三者又分别称为 *NLRP3 - AID* 轻型、中间型和重型。本例患者表现为反复发热、荨麻疹样皮疹、头痛（提示可能颅压高）、感音神经性耳聋、关节痛、肌痛等症状，均可自行缓解，再结合其阳性家族史，以及基因检测证实 *NLRP3* 突变，因此可以确诊 *NLRP3 - AID*（中间型）。

目前关于 *NLRP3 - AID* 的眼部表现相关报道不多，3 种临床类型均可出现眼部受累，最为常见的是慢性结膜炎。其中，重型 *NLRP3 - AID*（CINCA）的眼部表现最为突出和严重，可导致患者出现失明等严重后遗症。文献报道 CINCA 患者的眼部受累主要表现为视乳头水肿（65%）、葡萄膜炎（52%）、角膜炎（42%）、视神经萎缩（29%）及慢性结膜炎（16%）。近来越来越多的研究发现，中间型 *NLRP3 - AID*（MWS）也可以出现与重型相似的眼部表现。本例患者即是 1 例中间型 *NLRP3 - AID*（MWS）合并双眼视乳头水肿。视乳头水肿主要是由于颅压升高所致。本例患者自 6 岁即常出现头痛，但遗憾当时未考虑此病，也未行颅内压检测，已建议本患者行腰穿以了解颅内压。长期视乳头水肿有可能导致视神经萎缩等严重后遗症。患者出现视乳头水肿的时间并不确切，但无论是 6 岁时出现的不明原因反复头痛、20 岁开始的反复眼红眼干流泪，这些症状都提示应当嘱患者及时到眼科就诊，以利于早期诊断，并有助于全身

笔记

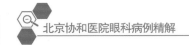
疾病的诊断，给予及时和适宜的治疗，避免产生严重后遗症。

本文提示对于双眼视乳头水肿患者，应详细询问其相关的全身病史，将眼部作为全身疾病诊治的窗口，有助于疾病的诊断，也可作为疗效判断的指标之一。双眼视乳头水肿除常见的感染、自身免疫病的病因之外，也要考虑到罕见疾病，如自身炎症性疾病，需要眼科和其他科室医生多学科协作诊治。

参考文献

1. MYRON Y, JAY S, DUKER M D, et al. Ophthalmology. Fifth ed. New York：Elsevier, 2019：883.

2. AKSENTIJEVICH I, PUTNAM C D, REMMERS E F, et al. The clinical continuum of cryopyrinopathies：novel CIAS1 mutations in North American patients and a new cryopyrin model. Arthritis and rheumatism, 2007, 56（4）：1273 – 1285.

3. VILLALBA E, GOMEZ D, CARO G D, et al. Muckle – Wells Syndrome：A Case Report with an NLRP 3 T348M Mutation. Pediatric dermatology, 2016, 33：e311 – e314.

4. DOLLFUS H, HAFNER R, HOFMANN H M, et al. Chronic infantile neurological cutaneous and articular/neonatal onset multisystem inflammatory disease syndrome：ocular manifestations in a recently recognized chronic inflammatory disease of childhood. Arch Ophthalmol, 2000, 118：1386 – 1392.

5. LEVY R, GéRARD L, KUEMMERLE – DESCHNER J, et al. Phenotypic and genotypic characteristics of cryopyrin – associated periodic syndrome：a series of 136 patients from the Eurofever Registry. Annals of the rheumatic diseases, 2015, 74：2043 – 2049.

6. Shakeel A, Gouws P. Muckle – Wells syndrome：another cause of acute anterior uveitis. Eye, 2007, 21：849 – 850.

（于伟泓　沈　敏）

病例 17
视乳头小凹的手术治疗

病历摘要

【基本信息】

患者，女，34 岁。主诉"左眼视物模糊半年，加重 1 个月"于 2018 年 5 月 8 日至我院眼科门诊就诊。无眼红、眼痛、眼胀、视物变形、视物变小等不适；曾于外院就诊，诊断为"左眼视网膜神经上皮脱离"，建议观察随诊，近 1 个月出现视力进一步下降，遂至我院门诊就诊。患者否认屈光不正，否认其他慢性病史。

【眼科检查】

视力，右眼 1.2，左眼 0.2；双眼眼压及眼前节大致正常，散瞳眼底检查可见左眼视乳头下方及颞侧凹陷，后极部视网膜类圆形泡状隆起，约 4 个 PD 大小，接近视乳头边缘（图 17 - 1），右眼底

笔记

117

大致正常。FFA 检查显示视网膜血管大致正常，黄斑区类圆形稍强荧光晕，晚期稍增强，未见明显渗漏（图 17 - 2）。OCT 检查显示左眼黄斑区视网膜下积液，视乳头颞侧凹陷，与视网膜浆液性脱离区相衔接（图 17 - 3A）。

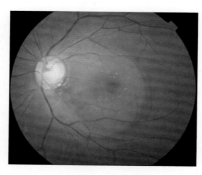

视乳头下方及颞侧凹陷，后极部视网膜类圆形泡状隆起，约 4 PD 大小，鼻侧接近视乳头边缘。

图 17 - 1   左眼术前眼底彩色照相

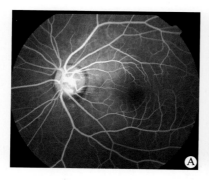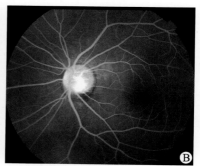

A. FFA 检查早期，可见视乳头小凹处呈强荧光，黄斑区视网膜脱离处呈类圆形湖状强荧光；B. FFA 检查晚期，视乳头小凹处强荧光积存。

图 17 - 2   左眼 FFA 检查

【诊断】

左眼视乳头小凹，左眼视网膜浆液性脱离。

【治疗经过】

给予患者表面麻醉下左眼视乳头颞侧边缘视网膜处两排交错样激光光凝。1 个月后复查，患者自觉视力仍有下降，OCT 检查显示视网膜下积液无明显减少（图17-3A），建议行手术治疗。

2018年6月26日收入院，局部麻醉下行"左眼玻璃体切除术+气/液交换术"。术中制作人工玻璃体后脱离，完整切除玻璃体后皮质，术后嘱头低位1周。后规律门诊随诊，视网膜下液高度缓慢降低（图17-3B）。

术后6个月复查，视力提高至0.3，OCT检查显示视网膜下液基本吸收，外层视网膜结构欠完整（图17-3C）。术后1年时视力提高至0.4，视网膜贴附良好（图17-3D）。

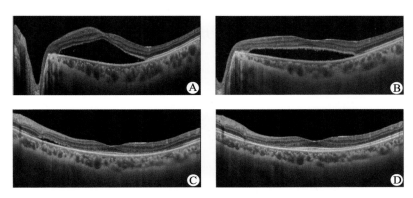

A. 术前OCT，可见黄斑区视网膜浆液性脱离；B. 术后3个月复查OCT，视网膜下积液部分吸收；C. 术后6个月复查OCT，视网膜基本复位；D. 术后1年复查，视网膜复位良好，椭圆体带欠连续。

图17-3　OCT检查

病例分析

视乳头小凹（optic disc pit，ODP）在临床上相对少见，发病率约为1/11000，多单眼发病，双眼同时或先后发病比例约为15%。多数患者无明显自觉症状，或仅有生理盲点的扩大，当出现视网膜下积液累及黄斑时，可出现视力下降、中心暗点等。其具体发病机制目前尚未完全明确，多数研究认为视乳头颞侧小凹为一结构性的缺损，可导致视神经鞘膜与蛛网膜之间的脑脊液沿这一缺损处流入

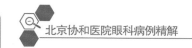

视网膜下甚至视网膜内，从而出现浆液性的视网膜脱离。另一方面也有研究发现，相当一部分 ODP 患者伴有黄斑裂孔，因此也有假说认为患者首先存在玻璃体对视网膜的牵拉，形成视网膜下的负压，促使脑脊液沿缺损处进入视网膜下，造成其浆液性脱离。

由于 ODP 为少见病，对于其干预时机和治疗方法目前尚无大样本的随机临床对照研究。因此目前比较一致的观点认为，当视网膜脱离累及黄斑，即出现视乳头小凹黄斑病变（optic disc pit maculopathy，ODP－M）时，应积极干预治疗。此时若不干预，其自然病程预后较差。对于 ODP－M 的治疗方法，有医生选择试行视乳头旁视网膜激光光凝，形成"堤坝"粘连，从而阻挡脑脊液向视网膜下的流动，临床中确实可见有部分患者经激光光凝后视网膜下积液逐渐吸收，视网膜复位。但在临床上经激光治疗后积液不吸收甚至蔓延至视网膜层间，患者症状好转不明显甚至进一步加重的病例亦不在少数，本例患者属于这类情况。越来越多的学者提出采用玻璃体切除术解除玻璃体对黄斑和视乳头的牵拉力，联合气体充填，从而促进积液的吸收和视网膜的复位。有研究证实，玻璃体切除术是治疗 ODP 的有效手段，术后视网膜解剖复位率可达86.3%，84%的患者术后视力提高 2 行以上。

玻璃体切除术的关键点在于术中需注意制作完整的玻璃体后脱离，解除玻璃体后界膜与黄斑中心凹及视乳头处的粘连，如必要，可使用曲安奈德标识玻璃体加以辅助。一般认为，如能彻底切除玻璃体后皮质，不需联合内界膜剥除。术毕需采用空气或惰性气体填充，以促进恢复。

此类患者手术后视网膜下积液的吸收较为缓慢，文献报道58.8%的患者术后 6 个月内视网膜可完全复位，而25.5%的患者术后视网膜下液的吸收需要 1 年，甚至更长时间。本例患者术后半年视网膜下积液才基本吸收。

病例点评

ODP 是由于视乳头先天发育异常，或后天由于某些眼部疾病，而导致视乳头颞侧结构性的缺损凹陷。研究发现 ODP 可出现黄斑受累，自然病程 80% 的患者最终视力低于 0.1，因此，ODP 累及黄斑时即应积极干预。玻璃体切除术治疗 ODP 的有效性已在大量研究中获得证实，但术中一些辅助性操作的必要性仍存在争议。有的研究认为，术中应联合激光光凝视乳头颞侧缺损处，以阻挡脑脊液向视网膜下及视网膜内的流动，但也提出这一操作作用可能有限，且由于此处神经纤维密集，可能造成潜在损伤。剥除视网膜内界膜可彻底解除玻璃体对视网膜的牵引及切线向的拉力，但对于大多数 ODP 患者而言并不是必需的，只要彻底切除玻璃体后皮质，则可达到解除牵引力的作用。对于术后气体填充的选择，研究认为气体填充可促进术后短期视网膜的复位，而对远期的解剖复位率并无影响，选择何种气体亦无特殊要求，本例患者选用空气充填。术后视网膜的复位较一般的视网膜脱离更慢，至少需要 3 个月，多数在 1 年内能恢复，在此期间规律随访即可，不需手术干预。

总之，玻璃体切除术是目前比较公认的治疗 ODP 的有效方法，但由于 ODP 发病率较低，目前的研究多为回顾性，且病例数有限，一些术中辅助性操作的有效性仍需在前瞻性多中心大样本的研究中进一步明确。

参考文献

1. APPLE D J, RABB M F, WALSH P M. Congenital anomalies of the optic disc. Surv Ophthalmol, 1982, 27（1）: 3 – 41.

2. JAIN N, JOHNSON M W. Pathogenesis and treatment of maculopathy associated with cavitary optic disc anomalies. Am J Ophthalmol, 2014, 158（3）: 423 – 435.

3. GOWDAR J P, RAJESH B, GIRIDHAR A, et al. An insight into the pathogenesis of optic disc pit – associated maculopathy with enhanced depth imaging. JAMA

笔记

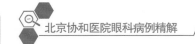

Ophthalmol, 2015, 133: 466 - 469.

4. AVCI R, YILMAZ S, INAN U U, et al. Long - term outcomes of pars plana vitrectomy without internal limiting membrane peeling for optic disc pit maculopathy. Eye, 2013, 27: 1359 - 1367.

5. ABOUAMMOH M A, ALSULAIMAN S M, GUPTA V S, et al. King Khaled Eye Specialist Hospital International Collaborative Retina Study Group Pars plana vitrectomy with juxtapapillary laser photocoagulation versus vitrectomy without juxtapapillary laser photocoagulation for the treatment of optic disc pit maculopathy: the results of the KKESH International Collaborative Retina Study Group. Br J Ophthalmol, 2016, 100: 478 - 483.

6. HIRAKATA A, INOUE M, HIRAOKA T, et al. Vitrectomy without laser treatment or gas tamponade for macular detachment associated with an optic disc pit. Ophthalmology, 2012, 119: 810 - 818.

7. RAYAT J S, RUDNISKY C J, WAITE C, et al. Long - Term outcomes for optic disk pit maculopathy after vitrectomy. Retina, 2015, 35: 2011 - 2017.

8. GANDORFER A, KAMPIK A. Role of vitreoretinal interface in the pathogenesis and therapy of macular disease associated with optic pits. Ophthalmologe, 2000, 974: 276 - 279.

9. TEKE M Y, CITIRIK M. 23 Gauge vitrectomy, endolaser, and gas tamponade versus vitrectomy alone for serous macular detachment associated with optic disc pit. Am J Ophthalmol, 2015, 160: 779 - 785.

10. MATSUMOTO H, YAMANAKA I, HISATOMI T, et al. Triamcinolone acetonide - assisted pars plana vitrectomy improves residual posterior vitreous hyaloid removal: ultrastructural analysis of the inner limiting membrane. Retina, 2007, 27: 174 - 179.

11. COCA M N, TOFIGH S, ELKEEB A, et al. Optic disc pit maculopathy recurring in the absence of vitreous gel. JAMA Ophthalmol, 2014, 132: 1375 - 1376.

12. AVCI R, KAPRAN Z, OZDEK S, et al. Multicenter study of pars plana vitrectomy for optic disc pitmaculopathy: MACPIT study. Eye (Lond), 2017, 31 (9): 1266 - 1273.

（李 冰 于伟泓）

病例 18
玻璃体切除术后眼内炎

病历摘要

【基本信息】

患者，男，63岁。主诉"右眼玻璃体切除术后9天，眼红、眼痛1天"。患者9天前因"右眼孔源性视网膜脱离"，于外院给予"右眼玻璃体切除+硅油填充术"，手术顺利，术后常规给予抗炎及抗感染治疗，近1天来感觉右眼眼红、眼痛前来就诊。患者既往身体健康，无屈光不正。

【眼科检查】

右眼视力0.03，眼压19 mmHg，睑红肿，结膜混合充血（图18-1A），角膜水肿，伴后弹力层皱褶，前房积脓，瞳孔圆，其后结构窥不清，隐见红光反射；左眼视力1.0，眼压13 mmHg，其余结构未见明显异常。

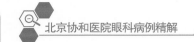

【辅助检查】

眼 B 超检查见右眼玻璃体腔硅油填充，前部玻璃体混浊；左眼大致正常。

【诊断】

右眼玻璃体切除术后眼内炎。

【治疗经过】

急诊取房水标本 + 万古霉素/头孢他啶前房冲洗，结膜下注射阿米卡星。

术后第 1 天，右眼疼痛缓解，角膜水肿减轻，前房积脓消失。

术后第 2 天，角膜后弹力层轻皱褶，前房渐清亮。

术后第 3 天，角膜后弹力层轻皱褶，前房清亮，晶状体核 Ⅱ 级混浊，晶状体后可见黄白色脓液附着。房水细菌涂片及培养回报：均阴性。遂局部麻醉下行右眼 Phaco + 囊膜取出 + 硅油取出 + 眼内激光光凝术（图 18 - 1B）。术中取房水及晶状体后脓液送检，灌洗液含万古霉素及头孢他啶。术中行 Phaco 后，负压吸引取出玻璃体腔内硅油，见下方视网膜黄白色病灶，伴周边视网膜局部黄白色浸润水肿及出血。颞侧周边视网膜可见裂孔，孔周边见激光斑（图 18 - 1C）。送检标本病原体核酸检测结果回报：表皮葡萄球菌（ + ）；房水中 IL - 6：69282 pg/mL（正常 1.0 ~ 50.0 pg/mL）。

术后第 2 天、第 4 天，分别再次眼内注射万古霉素，并静脉输液万古霉素 1 g，12 h/次。

术后第 10 天复查，房水 IL - 6 105439.2 pg/mL，房水病原检查阴性。更改治疗方案，以抗炎为主，使用百力特，12 h/次。

术后 2 个月时，见前房及玻璃体腔清亮，眼 B 超见玻璃体腔清，OCT 提示黄斑区形态大致正常，伴少许小囊腔，房水 IL - 6 1945.3 pg/mL（图 18 - 2）；术后 6 个月时，复查见前房及玻璃体腔

笔记

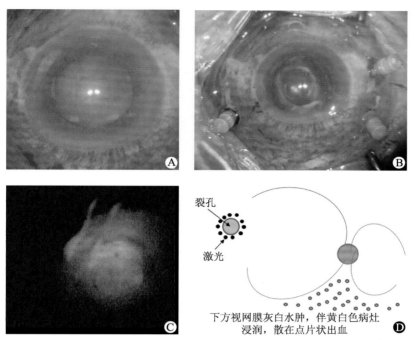

A. 术前前节照；B. 右眼玻璃体切除术中影像；C. 眼底可见视网膜黄白色浸润灶；D. 手绘术中眼底图。

图 18 -1　右眼检查情况

清（图 18 -3），房水 IL -6 925.9 pg/mL，遂行右眼人工晶状体悬

吊术（图 18 -4）；术后视力恢复至 0.3，眼压 14 mmHg。

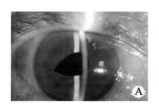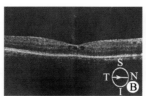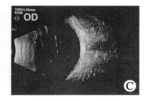

图 18 -2　术后 2 个月前节照、OCT 及眼 B 超检查

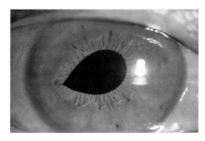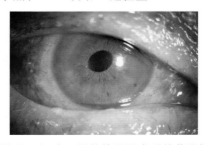

图 18 -3　术后 6 个月时眼前节照相　　图 18 -4　人工晶状体悬吊术后前节照相

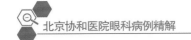 病例分析

眼内炎是内眼手术后严重的并发症，常严重损害患者视力，需要及时正确的干预。

1. 术后取硅油的时间

该病例在孔源性视网膜脱离，行玻璃体切除＋硅油填充术后12天，因眼内炎被迫取出硅油，术后视网膜一直在位。提示患者在术后10天左右，视网膜已复位牢固，取出硅油后并不会造成复发性视网膜脱离。

2. 房水检测在眼内炎诊断和治疗中的意义

本病例在房水细菌涂片及培养阴性的情况下，细菌核酸检测发现表皮葡萄球菌阳性，证明了房水核酸检测的意义，而核酸检测较细菌培养结果更为快捷，可以尽早明确病因并采取相应治疗。同时，不同病程阶段房水检测的意义不同，在前期主要指导抗菌治疗，而后期明确眼内细菌检测结果阴性的情况下，可以调整治疗策略，以抗感染治疗为主。

3. IL-6变化的意义

IL-6是主要由单核细胞、Th2细胞等分泌产生的细胞因子，参与炎症反应。眼内IL-6的水平能较好反映眼部手术后炎症反应的变化。该病例中，患者在二次手术取出硅油并清除病灶后较长时间内，检测IL-6仍有持续升高，这提示细菌性眼内炎病灶清除术后需要较长的抗感染治疗时间。

 病例点评

内眼手术后眼内炎以白内障术后眼内炎最为常见，而玻璃体切

除术后尤其是玻璃体切除联合硅油充填术后眼内炎并不多见，由于硅油的存在，治疗比较棘手，通常需要取出硅油，以控制炎症为首要治疗目标。硅油取出后视网膜有再次脱离的风险。通常孔源性视网膜脱离行玻璃体切除＋硅油充填术后取出硅油时间至少为术后1个月，以确保激光斑处造成永久视网膜和脉络膜粘连，取出硅油后视网膜复位良好。本例患者因眼内炎而于术后12天即取出硅油，术后视网膜一直复位良好，提示孔源性视网膜脱离患者首次手术术中如果激光封闭裂孔良好，10天左右时间取硅油是安全的。另外，眼内液的检测在本病例的诊断和治疗中均起了很好的指导作用，但眼内液检测的缺点是无法提示药敏结果，本例使用万古霉素治疗属于经验用药，效果良好。因此眼内液检测与传统的细菌涂片和培养相结合，优势互补，会更有价值。

参考文献

1. SPELTA S, DI ZAZZO A, ANTONINI M, et al. Does Endogenous Endophthalmitis Need a More Aggressive Treatment? Ocul Immunol Inflamm, 2020, 17: 1 - 7.

2. DAVE V P, JOSEPH J, PATHENGAY A, et al. Clinical Presentations, Diagnosis, And Management Outcomes of Curvularia Endophthalmitis and a review of Literature. Retina, 2020, 40 (2): 370 - 375.

3. HAO X, YI C, WANG Y, et al. Identification of intraocular inflammatory mediators in patients with endophthalmitis. Mol Vis, 2016, 2 (22): 563 - 574.

（赵欣宇　于伟泓）

病例 19
双侧性弥漫性葡萄膜黑色素细胞增生症

病历摘要

【基本信息】

患者，男，50岁。主诉"双眼视物模糊3个月"。

既往曾因肺栓塞、下肢深静脉血栓等诊断为抗磷脂抗体综合征。

【眼科检查】

双眼最佳矫正视力0.1，双眼白内障。眼底检查示双侧后极部弥漫类圆形黄白色病灶（图19-1A、图19-1B），表现为"长颈鹿斑"，与眼底自发荧光（fundus autofluorescence，FAF）弱荧光（图19-1C、图19-1D）、FFA（图19-1E、图19-1F）和ICGA检查中强荧光类圆形病灶相对应（图19-2A、图19-2C）。OCT

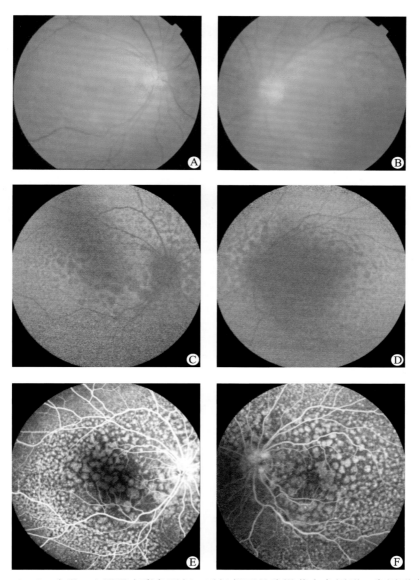

　　A、B. 右眼、左眼眼底彩色照相，后极部可见弥漫黄白色圆形、卵圆形病灶；C、D. 右眼、左眼自发荧光，后极部弥漫类圆形弱荧光病灶，与眼底彩照黄白色病灶对应；E、F. 右眼、左眼FFA检查早期图片，与自发荧光中弱荧光病灶对应处呈强荧光。

　　图19－1　双侧性弥漫性葡萄膜黑色素细胞增生症患者多模式影像

（图19－2B、图19－2D）检查显示视网膜色素上皮层面增厚与相对正常的RPE相互交错。ICGA及OCT检查显示脉络膜病灶（图19－2示白色箭头），在ICGA上表现为荧光遮蔽。基于上述表现，患者诊断为双侧性弥漫性葡萄膜黑色素细胞增生症（bilateral diffuse uveal melanocytic proliferation，BDUMP）。

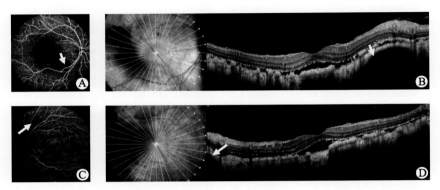

ICGA 检查（A、C）可见局部病灶荧光遮蔽（白色箭头），OCT B - Scan（B、D）显示病灶位于脉络膜（白色箭头）。

图 19 - 2 双侧性弥漫性葡萄膜黑色素细胞增生症患者多模式影像

【诊断】

副肿瘤综合征，BDUMP。

【治疗经过】

因本病为副肿瘤综合征，建议患者筛查全身是否合并恶性肿瘤。

血清肿瘤标志物结果回报:CA199 795.0 U/mL,CA125 3770.0 U/mL,Cyfra 21 - 1 57.6 ng/mL，CA242 > 150.000 U/mL，NSE 46.1 ng/mL。^{18}F - FDG 正电子发射计算机断层扫描(positron emission tomography - computed tomography，PET/CT) 提示：胃窦部代谢增高灶，考虑为恶性病变；食管中段后方、胃小弯侧、副主动脉旁、肠系膜上、左锁骨上下、左颈部多发代谢增高淋巴结，均考虑恶性病变，不除外转移。

胃镜下取活检病理提示：（胃角）低分化腺癌。最终患者诊断为 BDUMP，胃腺癌（淋巴结转移），继发性抗磷脂抗体综合征。

患者最终放弃治疗原发肿瘤，后失访。

笔记

病例分析

BDUMP 是一种罕见的副肿瘤综合征，主要特征包括：①多发 RPE 水平的圆形或卵圆形黄白色病灶；②对应的 FFA 检查早期强荧光灶；③多灶轻度隆起的色素化或非色素化葡萄膜黑色素肿瘤，或弥漫葡萄膜增厚；④渗出性视网膜脱离；⑤白内障快速进展。葡萄膜病灶为脉络膜黑色素细胞良性反应性增生，继发于原发恶性肿瘤的刺激。本病多为系统性恶性疾病，多数病例与女性泌尿生殖系统及男性肺部恶性肿瘤相关。本病病因可能与恶性肿瘤患者血清某种细胞生长因子相关。因其可体外促进黑色素细胞增殖，以"体外黑色素细胞生长增殖（cultured melanocyte elongation and proliferation，CMEP）因子"命名。也有学者认为本病与肝细胞生长因子（hepatocyte growth factor，HGF）或视网膜自身抗体相关。

本病治疗多为原发肿瘤的治疗，包括肿瘤切除、放疗、化疗、生物治疗等。有病例报道在治疗原发肿瘤后眼部症状好转。其次，血浆置换可能在一定程度上改善眼部症状。其他治疗包括玻璃体腔注射抗血管内皮细胞生长因子药物、视网膜下放液、眼部放射、局部或全身激素治疗等，但治疗效果多有限。本病预后差，平均生存期为 15.6 个月，与原发恶性肿瘤进展相关。目前肿瘤的治疗方法日新月异，如免疫疗法在很多肿瘤的治疗中起到良好的效果，该病的预后也可能有所改善。

病例点评

恶性肿瘤相关的眼部表现有癌症相关视网膜病变（cancer - associated retinopathy，CAR）、黑色素瘤相关视网膜病变（melanoma - associated retinopathy，MAR）和 BDUMP 等。BDUMP 与 CAR、MAR

等眼底表现明显不同，比较容易鉴别。在 ERG 上 CAR、MAR 多表现为典型的负波形，而 BDUMP 表现为波幅降低。

　　BDUMP 在临床上较为罕见，文献中病例报告不过几十例，但其发病率可能被低估。一方面因为很多眼科医生并不认识这种眼底病变，而且患者往往白内障较重影响眼底观察；另一方面恶性肿瘤患者可能对视力下降并不重视，而没有到眼科进行会诊。了解这种眼底病变的典型表现，不仅有助于眼部诊断，也有助于恶性肿瘤的诊断，因为不少患者出现眼底表现时，还没有诊断出全身的恶性肿瘤。

　　BDUMP 在眼底表现为典型的"长颈鹿斑"，在荧光素眼底血管造影上表现为斑片状的强荧光。这与"豹斑"明显不同，"豹斑"往往出现于葡萄膜渗漏综合征、淋巴瘤等，"豹斑"的病灶在 FFA 检查中表现为众多的斑点状弱荧光。

参考文献

1. GASS J D, GIESER R G, WILKINSON C P, et al. Bilateral Diffuse Uveal Melanocytic Proliferation in Patients With Occult Carcinoma. Archives of ophthalmology, 1990, 108（4）：527 – 533.

2. KLEMP K, KIILGAARD J F, HEEGAARD S, et al. Bilateral Diffuse Uveal Melanocytic Proliferation：Case Report and Literature Review. Acta ophthalmologica, 2017, 95（5）：439 – 445.

3. MILES S L, NILES R M, PITTOCK S, et al. A Factor Found in the IgG Fraction of Serum of Patients With Paraneoplastic Bilateral Diffuse Uveal Melanocytic Proliferation Causes Proliferation of Cultured Human Melanocytes. Retina, 2012, 32（9）：1959 – 1966.

4. JANSEN J C, VAN CALSTER J, PULIDO J S, et al. Early Diagnosis and Successful Treatment of Paraneoplastic Melanocytic Proliferation. The British journal of ophthalmology, 2015, 99（7）：943 – 948.

（戴荣平　罗明月　钟　勇）

病例 20
高度近视视网膜劈裂继发视网膜异常血管

病历摘要

【基本信息】

患者，女，38岁。主诉"右眼视物不清、眼前黑影飘动 1 个月"。既往双眼高度近视约 -9.00 DS。

【眼科检查】

最佳矫正视力：右眼 1.0，左眼 1.0，双眼前节大致正常。散瞳眼底：右眼玻璃体下方少量积血，双眼视乳头界清色正，豹纹状眼底。右眼视盘鼻侧可见视网膜表面异常血管，局部瘤样扩张。FFA 检查示荧光素渗漏（图 20 - 1A），未见明确无灌注区。En - face OCTA 检查可见视网膜表面异常血管（图 20 - 1B）。OCT 检查示视盘鼻侧视网膜劈裂，视网膜内层异常血流信号，局部可见瘤样扩张结构（图 20 - 1C），外层视网膜结构大致正常。

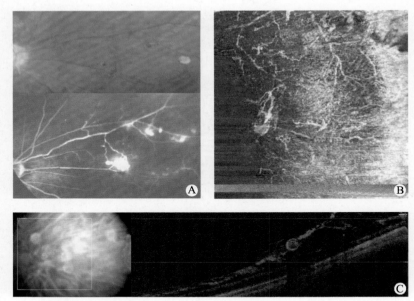

A. 扫描激光眼底成像及 FFA 检查示异常血管网、瘤样扩张结构，可见荧光素渗漏；B. En-face OCTA 检查示视网膜表面异常血管；C. OCT 检查示视网膜劈裂，外层视网膜异常血流信号、局部瘤样结构。

图 20-1 视网膜劈裂继发视网膜异常血管多模式影像

【诊断】

右眼视网膜异常血管，右眼视网膜劈裂，右眼玻璃体积血，双眼高度近视。

【治疗经过】

给予患者右眼视网膜激光光凝共 2 次（图 20-2），期间玻璃体积血复发一次，后自行吸收。患者鼻侧视网膜表面异常血管大部分消退，瘤样扩张结构仍可见。目前患者情况稳定，规律随访中。

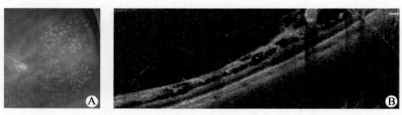

A. 扫描激光眼底成像示第一次激光治疗后异常血管大部分消失，并补充了部分激光；B. OCTA 检查示视网膜瘤样结构仍然存在。

图 20-2 补充激光后眼底像及 OCTA 检查结果

病例分析

　　视网膜异常血管多为视网膜新生血管和视网膜毛细血管扩张，常见于缺血性眼病，如视网膜静脉阻塞、糖尿病视网膜病变、视网膜血管炎等和先天发育性异常如 Coats 病等。本例患者就诊时除高度近视外，没有高血压、糖尿病等全身疾病，眼底未见视网膜静脉阻塞、视网膜血管炎等表现，FFA 检查也未见明显无灌注区，没有经验的医生诊断时可能比较困惑。在找不到常见病因时，对病灶处进行 OCT 检查是很好的检查手段，这样就可以发现视网膜劈裂。

　　视网膜劈裂继发视网膜血管异常多见于先天性视网膜劈裂，偶可见于原发性或高度近视性视网膜劈裂。异常血管的性质也存在争议：部分学者认为异常血管为视网膜发生劈裂后血管组织发生代偿，虽然其形态类似于新生血管，但行 FFA 检查无明显异常渗漏；另有观点认为，视网膜劈裂后，内层视网膜缺血诱发血管内皮生长因子（vascular endothelium growth factor，VEGF）高表达，导致视网膜新生血管化，甚至可导致其他部位新生血管，如视乳头、虹膜等。因本例患者存在明显荧光素渗漏，先后发生 2 次玻璃体积血，考虑为视网膜新生血管破裂可能性大。同时患者有视网膜血管瘤样扩张，为视网膜毛细血管的继发改变。

　　视网膜劈裂继发视网膜新生血管多为累及内层视网膜的劈裂，主要累及视网膜神经上皮（retinal nerve fiber layer，RNFL）及（或）神经节细胞（ganglion cell layer，GCL）层，少数累及深层视网膜。其原因可能为，视网膜浅层毛细血管网（superficial capillary plexus，SCP）撕裂后，内层视网膜严重缺血，继发 VEGF 高表达，导致新生血管。本例患者视网膜劈裂以内层视网膜为主，也验证了这一点。

病例点评

　　视网膜劈裂继发视网膜新生血管和血管异常其实并不少见。X连锁的青少年视网膜劈裂有时合并玻璃体积血，就与劈裂引起的视网膜血管病变有关。高度近视引起的浅层视网膜劈裂导致视网膜血管病变报道不多，这与大多数视网膜血管病变较轻，没有引起明显的临床症状和典型的临床体征有关。此例患者做了鼻侧的 OCTA 检查，从而得以确诊。鼻侧或周边的 OCTA 检查并非常规，要想更多地发现周边部小范围的劈裂和血管异常，还要依赖于仔细的临床观察和 OCTA 技术的进一步发展。我国近视和高度近视的发病率很高，眼科医生除了重视高度近视的黄斑病变外，也要注意周边部的病变和临床意义。

参考文献

1. PEARSON R, JAGGER J. Sex linked juvenile retinoschisis with optic disc and peripheral retinal neovascularisation. The British journal of ophthalmology, 1989, 73 (4): 311 - 313.

2. DURKIN S R, POLKINGHORNE P J. Myopic macular retinoschisis with microvascular anomalies. Eye (London, England), 2014, 28 (4): 501 - 503.

3. SLEAN G R, FU A D, CHEN J, et al. Neovascularization of the iris in retinoschisis. American journal of ophthalmology case reports, 2017, 7: 99 - 101.

4. HUMAYUN M S, FUJII Y, AU EONG G, et al. Bilateral retinoschisis, retinal neovascularization, and severe myopia in a young female. Ophthalmic surgery and lasers, 2000, 31 (5): 442 - 443.

5. ONG D N, HARPER C A, LIM L L, et al. Primary retinoschisis with vascular changes mimicking neovascularization, illustrated with multimodal imaging. Clinical & experimental ophthalmology, 2017, 45 (2): 201 - 203.

（戴荣平　罗明月）

病例 21
急性一氧化碳中毒眼部远期并发症

病历摘要

【基本信息】

患者，女，23岁。主诉"双眼视力下降、视物变暗9个月"。

现病史：9个月前，患者在宿舍睡觉时发生火灾，昏迷，被送往当地医院急诊科抢救；血液检查显示出严重的一氧化碳中毒和心肌损伤，予患者机械通气及气管插管，并进行高压氧治疗。5天后，患者意识逐渐恢复，此时主诉视力下降和记忆力减退，行单唾液酸四己糖神经节苷脂钠注射液、依达拉奉注射液、胞苷三磷酸二钠注射液和马来酸西哌齐德注射液药物治疗。9个月以来，患者自觉双眼视力下降、视物变暗无明显好转，遂为进一步治疗前来我院就诊。患者首次就诊我院眼科门诊时，双眼视力差、眼神迷离，回答问题时反应较慢。既往体健。

【眼科检查】

BCVA：右眼 0.07，左眼 0.1；双眼眼压正常，眼前节未见明显异常，瞳孔对光反射良好，没有相对性传入性瞳孔障碍，散瞳查眼底未见明显异常。

【辅助检查】

生命体征良好，一般情况可，颈部中央可见手术瘢痕；眼底彩照无明显异常（图 21 - 1），OCT 和 OCTA 检查结果无明显异常（图 21 - 2）。视野检查显示，右眼视野中央暗点，左眼视野不规则缺

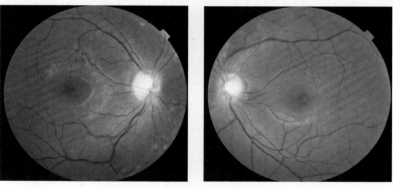

图 21 - 1　双眼眼底彩照

Angio Structure-Function

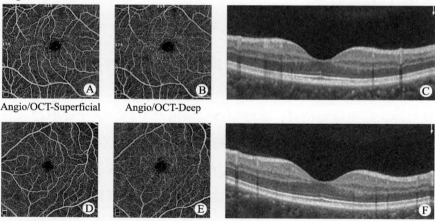

Angio/OCT-Superficial　　Angio/OCT-Deep

Angio/OCT-Superficial　　Angio/OCT-Deep

A、B、C 分别为右眼 OCTA 浅层视网膜毛细血管网、OCTA 深层视网膜毛细血管网、OCT 图像；D、E、F 分别为左眼 OCTA 浅层视网膜毛细血管网、OCTA 深层视网膜毛细血管网、OCT 图像。

图 21 - 2　双眼 OCTA 和 OCT 检查

笔记

损（图 21 - 3）。视网膜电流图（ERG）未见明显异常（图 21 - 4），而视觉诱发电位（visual evoked potential，VEP）提示双眼 P2 波峰潜伏期延长（图 21 - 5）。

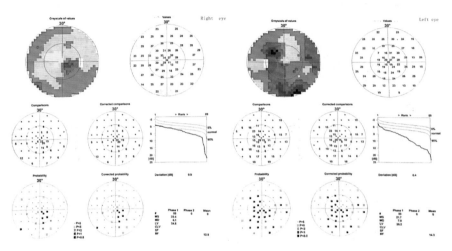

图 21 - 3　双眼视野检查

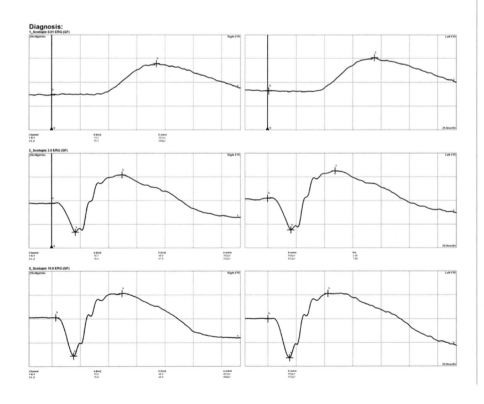

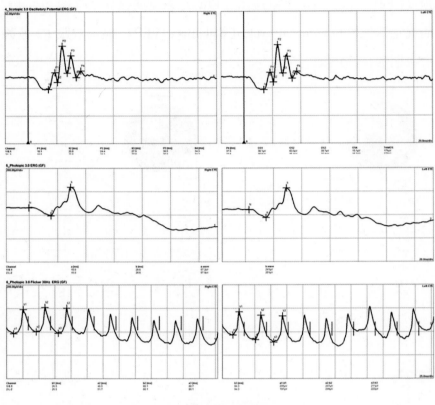

图 21-4　双眼视网膜电流图检查

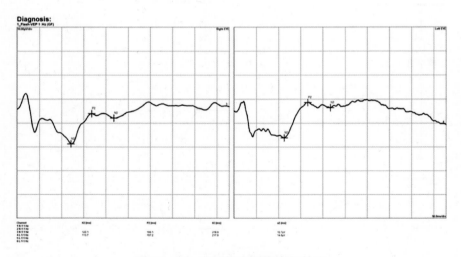

图 21-5　双眼视觉诱发电位检查

【诊断】

一氧化碳中毒相关性视神经病变。

鉴别诊断：轻度急性一氧化碳中毒需与感冒、高血压、食物中毒等鉴别；中度及重度中毒者应注意与其他病因如糖尿病、脑血管意外、安眠药中毒等鉴别。根据患者、现病史、既往史及辅助检查结果，考虑患者可确诊为一氧化碳中毒相关性视神经病变。

【治疗经过】

早期急性一氧化碳中毒治疗原则：及时有效以氧合血红蛋白代替碳氧血红蛋白是最重要的治疗原则；此外应给予氧疗加速患者血中碳氧血红蛋白的清除，迅速纠正组织缺氧；对于严重的患者可给予输血、血浆置换，迅速增加患者氧合血红蛋白，改善组织缺氧状态；同时降低血黏度，改善微循环，以及促进病变组织损伤的恢复和活化免疫系统，增加抗炎作用，降低病死率和减少迟发性脑病及其后遗症。一氧化碳中毒相关性视神经病变治疗原则：改善细胞代谢促进视神经细胞功能的恢复；扩张眼部血管，改善微循环。

治疗方案：营养视神经，改善微循环，定期复查。

治疗药物：长期口服甲钴胺（弥可保）、金纳多、维生素 B_1 药物，可根据需要行太阳穴注射复方樟柳碱注射液。

病例分析

该患者 9 个月前发生急性一氧化碳中毒，经抢救后生命体征良好，眼部主要表现为双眼视力下降、视物变暗，于我院就诊时进行了眼科细致的查体和辅助检查，提示双眼视神经病变，视敏度降低、视野异常；眼底、OCT、OCTA、ERG 检查均提示双眼视网膜未见明显异常。以上提示一氧化碳中毒相关眼部病变远期主要以视神经病变为主。与既往研究有所不同的是，以往研究发现一氧化碳中毒患者眼部表现通常包括视乳头水肿、视网膜出血、棉絮斑、视网膜静脉迂曲，以及玻璃体积血，有时视网膜出血可能在神经纤维层表面或较深处发生。本例患者没有任何视网膜出血等异常，而且ERG 检查表明视网膜功能未见明显异常。推测可能存在两个原因。一是视网膜出血在 9 个月内已吸收，另一个原因是患者得到了及时的抢救，从而缩短了其缺血和缺氧的时间，因此在一氧化碳中毒早期需要及时治疗以纠正局部缺血和缺氧。

病例点评

　　这是目前为数不多的由一氧化碳中毒所致远期眼部并发症的病例。该患者发生急性一氧化碳中毒 9 个月后，双眼视力差、视野缺损，并伴有视神经功能障碍。尽管患者在发生一氧化碳中毒急性期接受了高压氧治疗和长期药物治疗以改善眼部微循环和营养视神经，但视神经相关病变通常是无法治愈的，并且可能逐渐进展。因此，需要长期持续地营养视神经、改善微循环治疗。针对该患者，还需要进一步的随访，以评估一氧化碳中毒相关的视功能损伤，并为患有一氧化碳中毒患者的远期治疗提供更加合适的治疗方法。

（龙 琴 马 瑾 原铭贞）

病例 22
结节性硬化症

病历摘要

【基本信息】

患者，女，26 岁。2017 年 9 月 26 日因疑诊结节性硬化症由我院内科转诊至眼科门诊行眼底检查。患者 3 个月龄时始发癫痫，经治疗后于 1 岁半时癫痫症状缓解。外院头颅 MRI 发现室管膜下巨细胞星形细胞瘤。10 岁时出现面部多发红色皮疹。家族史：母亲及哥哥均有结节性硬化症病史。

【眼科检查】

双眼裸眼视力均为 0.4；眼压 OD 11.2 mmHg，OS 12.3 mmHg；双眼球结膜无充血；双眼角膜透明；双眼前房深，房水闪辉（－）；

143

双眼瞳孔等大等圆，直接、间接对光反射均灵敏；双眼晶状体透明；散瞳检查眼底可见双眼玻璃体透明，双眼视乳头边界清晰、颜色正常，视网膜血管走行大致正常，黄斑中心凹反光可见，右眼颞上、颞下血管弓旁视网膜各可见一处约 1 PD 大小灰白色病灶，左眼视乳头下方约 2 PD 处可见一处约 1 PD 大小灰白色病灶。

【辅助检查】

彩色眼底照相示右眼颞上、颞下血管弓旁视网膜各可见一处约 1 PD 大小灰白色病灶，左眼视乳头下方约 2 PD 处可见一处约 1 PD 大小灰白色病灶。频域 OCT 示 3 处病灶对应位置内层视网膜增厚并隆起明显。右眼 2 处病灶对应位置自发荧光均呈弱荧光（图 22 - 1、图 22 - 2）。

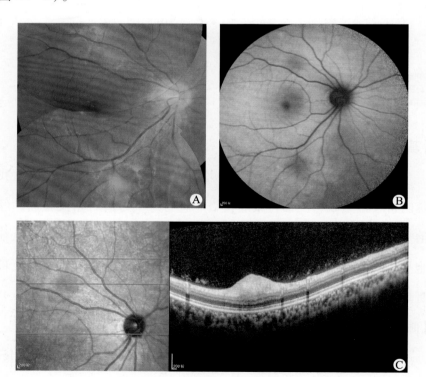

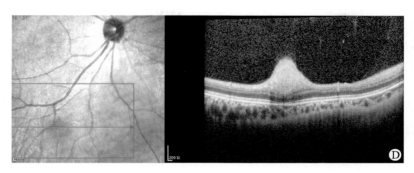

A. 眼底彩色照相，右眼颞上、颞下血管弓旁视网膜各可见一处约 1 PD 大小灰白色病灶，上方病灶较下方病灶色浅；B. 视网膜星形细胞错构瘤（retinal astrocytic hamartomas，RAH）病灶对应自发荧光图像，可见病灶对应区域自发荧光为均质弱荧光；C、D. RAH 病灶 OCT 图像，可见病灶部位内层视网膜增厚隆起明显。

图 22 - 1　患者右眼彩色眼底照相、自发荧光及 OCT 检查表现

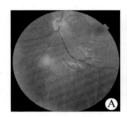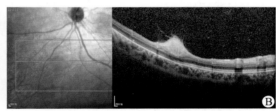

A. 彩色眼底图像，左眼视乳头下方约 2 PD 处可见一处约 1 PD 大小灰白色病灶；B. RAH 病灶 OCT 图像，可见病灶部位内层视网膜增厚隆起明显，病灶表面可见玻璃体粘连。

图 22 - 2　患者左眼彩色眼底照相及 OCT 检查表现

【诊断】

结节性硬化症，双眼视网膜星形细胞错构瘤。

病例分析

结节性硬化症（tuberous sclerosis complex，TSC）是一种以多系统出现错构瘤病变为临床特征的罕见常染色体显性遗传病，可同时累及脑、心、肺、肾、眼及皮肤等器官。TSC 的临床诊断标准为

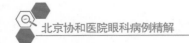

满足以下任意 2 项：①色素脱失斑（≥3 处，直径≥5 mm）；②面部血管纤维瘤（≥3 处）或头部纤维斑块；③指（趾）甲纤维瘤（≥2 处）；④鲨革斑；⑤多发性视网膜错构瘤；⑥脑皮质结构异常（包括皮质结节和白质放射状移行线）；⑦室管膜下结节；⑧室管膜下巨细胞星形细胞瘤（subependymal giant cell astrocytoma，SEGA）；⑨心脏横纹肌瘤；⑩淋巴管平滑肌瘤病（lymphangioleio myomatosis，LAM）［如果和血管平滑肌脂肪瘤（angiomyolipoma，AML）同时存在，则合并为 1 项］；⑪血管平滑肌脂瘤（≥2 处）。

该患者合并室管膜下巨细胞星形细胞瘤和面部血管纤维瘤，已经可以临床诊断为 TSC，同时其阳性家族史进一步支持 TSC 的诊断。患者双眼视网膜共发现 3 处灰白病灶，符合 TSC 合并多发视网膜星形细胞错构瘤（RAH）的表现，也支持 TSC 的诊断。

依据 RAH 眼底表现，可将其分为：1 型，视网膜内相对扁平、光滑、无明显钙化的灰白透明病灶，OCT 表现为视网膜内层中等反射信号影，自发荧光大多表现为弱荧光；2 型，隆起、多结节、钙化、不透明的桑葚样病灶，OCT 表现为特征性的虫蚀样改变，其后光信号遮挡，自发荧光表现为多发点状强荧光；3 型，兼具前 2 种形态特征的过渡型病灶。根据这一分型原则，该患者 3 处 RAH 均为 1 型。

病例点评

TSC 的病因是抑癌基因 *TSC1/TSC2* 发生突变，使哺乳动物雷帕霉素靶蛋白（mammalian target of rapamycin，mTOR）信号通路过度激活，多种蛋白合成增加，促进细胞增殖，导致全身多器官、系统出现错构瘤，是一种罕见的常染色体显性遗传病。多发 RAH 是

TSC 的主要诊断标准之一，大多数 RAH 保持长期稳定，但也有少数 RAH 进行性发展导致玻璃体积血、视网膜脱离、新生血管性青光眼。由于雷帕霉素可抑制 mTOR 信号通路，近年来，雷帕霉素已被应用于治疗 TSC 相关的室管膜下巨细胞星形细胞瘤、肾血管肌脂瘤和肺淋巴管肌瘤病。笔者的早期研究发现雷帕霉素对于 TSC 合并的 RAH 也有不错的疗效。对于临床中碰到的 RAH 病例，眼科医生应该关注患者是否合并有 TSC 的全身表现，必要时可以请相关科室会诊。对于明确诊断为 TSC 的病例应该对其合并的 RAH 保持终身随访。

参考文献

1. NYBOER J H, ROBERTSON D M, GOMEZ M R. Retinal lesions in tuberous sclerosis. Arch Ophthalmol, 1976, 94 (8): 1277 – 1280.

2. NORTHRUP H, KRUEGER D A. Tuberous sclerosis complex diagnostic criteria update: recommendations of the 2012 international Tuberous Sclerosis Complex Consensus Conference. Pediatr Neurol, 2013, 49 (4): 243 – 254.

3. GOMEZ M R. Tuberous sclerosis complex. New York: Oxford University Press, 1999: 145 – 159.

4. ZHANG Z Q, SHEN C, LONG Q, et al. Sirolimus for Retinal Astrocytic Hamartoma Associated with Tuberous Sclerosis Complex. Ophthalmology, 2015, 122 (9): 1947 – 1949.

（张枝桥）

病例 23
双眼急性梅毒性后部鳞状脉络膜视网膜炎

【基本信息】

患者，男，54 岁。主诉"右眼视力下降 2 周、左眼视力下降 2 个月"。

患者 4 个月前无明显诱因出现发热伴双下肢皮肤红斑，最高体温达 39.6 ℃，伴腹痛，外院诊断为"紫癜"，予口服泼尼松 10 mg（3 次／日）治疗，体温恢复正常，但双下肢皮肤红斑无改变。治疗 10 余日后患者自行停服泼尼松，因症状反复，将泼尼松调整为 60 mg（1 次／日），同时联合来氟米特 10 mg（1 次／日）口服，治疗 10 余日后双下肢皮肤红斑逐渐消失。2 周后患者再次自行将泼尼松减至 20 mg，体温升至 39.8 ℃，并伴腹痛，同时左眼出现视力下降。外院查血、尿常规（-），ANA 1：320，CRP升高，诊断为"系统性红斑狼疮"，重新给予泼尼松30 mg（1次/日）口服，治疗后体温降至正常，腹痛缓解，但左眼症状继续加重。

外院眼科检查：右眼矫正视力0.6，左眼矫正视力0.03。左眼前节检查未见异常，眼底视乳头边界欠清。右眼前节及眼底检查均未见异常。诊断为"左眼缺血性视神经视网膜病变"，给予营养神经及改善循环药物治疗，视力无改善。1个月前左眼矫正视力降至0.01，瞳孔散大固定，视乳头边界欠清，黄斑区色素紊乱，中心凹反光消失。外院诊断为"左眼后极部视网膜色素上皮改变（原因待查）"，未予治疗。

1个月前患者来我院免疫内科就诊，查血常规（-），尿常规（-），ESR（-），hsCRP升高，ANCA（-），补体（-），RF（-），Coombs试验（-），ACL（+），LA（-），β2GP1（-），诊断为"结缔组织病，系统性红斑狼疮可除外"，予泼尼松30 mg（1次/日）继续口服治疗，逐渐减量，并加用环磷酰胺100 mg（隔日1次）。治疗后左眼视力无明显好转。

【眼科检查】

2周前患者右眼视力突然下降，就诊于我院眼科。查体：矫正视力：右眼0.06，左眼0.1；双眼角膜后细小灰白尘状及少量色素性KP，前房常深，房水闪辉（+），浮游体（+），瞳孔对光反射迟缓，瞳孔直径右眼2.5 mm，左眼4 mm；双眼视乳头边界不清，后极部视网膜色灰黄，局部色素紊乱，黄斑中心凹反光消失；右眼视乳头周围可见数个棉絮斑（图23-1）。FFA检查示：双眼后极部湖形强荧光区，内部多个弱荧光点，呈"豹斑状"（图23-2）。眼底自发荧光检查示：与FFA检查相对应的后极部强荧光区，内部多个弱荧光点（图23-3）。OCT检查示：双眼外界膜消失，椭圆体

149

带节段性缺失，RPE 层不规则增厚，多个细小结节状隆起，脉络膜层可见较多点状高信号（图 23 -4）。视野（visual fields，VF）示：双眼中心及旁中心暗点。依据病史、临床表现及相关检查，高度怀疑患者梅毒感染可能，行感染相关检查后提示：TPPA（＋），TP - Ab（＋），RPR（＋），RPR 滴度 1∶64，HIV Ag/Ab（＋）。再次追问病史，患者存在冶游史。

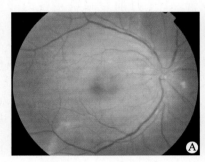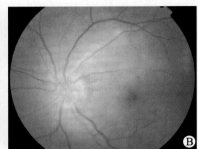

双眼视乳头边界不清，后极部视网膜色灰黄，可见色素变动，黄斑中心光反射未见；A 为右眼，视乳头周围可见数个棉絮斑。

图 23 -1　双眼眼底彩色照相

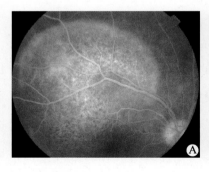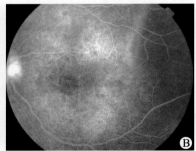

双眼后极部湖形强荧光区，内部多个弱荧光点，呈"豹斑状"。

图 23 -2　双眼 FFA 检查

【诊断】

双眼急性梅毒性后部鳞状脉络膜视网膜炎。

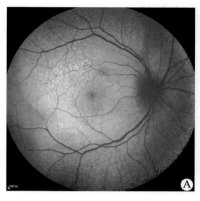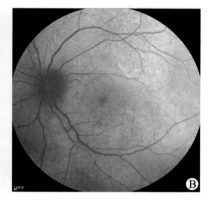

双眼与 FFA 检查相对应的后极部强荧光区，内部多个弱荧光点。

图 23 - 3　双眼 FAF 检查

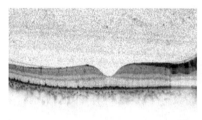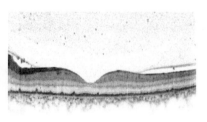

双眼外界膜消失，椭圆体带节段性缺失，RPE 不规则增厚，多个细小结节状隆起，脉络膜层可见较多点状高信号。

图 23 - 4　双眼 OCT 检查

【治疗经过】

治疗给予苄星青霉素 240 IU，肌内注射，每周 1 次，驱梅治疗，并建议感染科会诊。患者于驱梅治疗 3 个月后眼科门诊复诊，自觉眼部及全身症状好转。查体：双眼矫正视力 0.6，眼前节未见明显异常，眼底检查视乳头界清，后极部视网膜灰黄色病灶消失（图 23 - 5）。OCT 检查示：双眼椭圆体带连续，RPE 层基本恢复正常厚度，其局部结节状隆起消失，脉络膜点状高信号明显减少（图 23 - 6）。

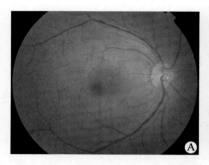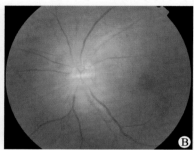

治疗后双眼眼底大致正常。

图 23 - 5　治疗后双眼眼底彩色照相

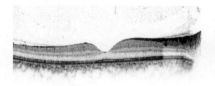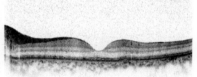

治疗后双眼椭圆体带连续，脉络膜少许点状高信号。

图 23 - 6　治疗后双眼 OCT 检查

病例分析

1. 梅毒的眼部表现

在过去的 10 年间，梅毒的发病率在全球呈上升趋势，约 90%的新发病例集中在发展中国家，我国的梅毒发病率已远高于发达国家。众所周知，梅毒是由苍白（梅毒）螺旋体引起的慢性、系统性性传播疾病，可累及全身多个组织器官。曾有国外文献报道，约14% 的梅毒患者具有眼部表现，合并 HIV 的梅毒患者眼部受累的概率则高达 36%。眼部梅毒可出现在获得性梅毒的任何一期，最常见于 2 期和 3 期。梅毒性眼病的临床表现千变万化，可引起角膜、巩膜、虹膜、睫状体、玻璃体、视网膜、脉络膜甚至视神经的病变，似一个善于"伪装"的高手，临床工作中常易被误诊或漏诊。国内外不少文献报道，梅毒最常引起眼部葡萄膜炎病变，以眼后部受累为主，其中视网膜血管炎、视乳头炎及脉络膜炎是其最多见的临床表现，玻璃体混浊次之。不过2014年Yap等学者曾在一组新加坡梅毒患者的研究中发现，前部葡萄膜炎是其最常见的眼部表现。

2. 急性梅毒性后部鳞状脉络膜视网膜炎（acute syphilitic posterior placoid chorioretinitis，ASPPC）

（1）ASPPC的临床特点及发病机制

ASPPC是梅毒性葡萄膜炎的特征性表现，Souza于1988年首次发现，并由Gass于1990年正式报道该病。临床表现可出现视力下降、眼前黑影飘动等，后极部大而孤立的视网膜黄灰色或黄白色鳞状病灶，极少数多发。目前其组织病理学机制尚不十分明确，考虑可能与免疫系统调节异常相关，Brito等学者认为抗β2-糖蛋白Ⅰ抗体的升高可引起脉络膜、视网膜色素上皮的代谢异常，进而影响光感受器细胞的功能。

（2）ASPPC的影像学特点

ASPPC在FFA和ICGA检查中有特征性表现，已有不少文献进行了报道：FFA检查早期后极部盘状区域内便可出现豹状斑点样弱荧光（leopard spots），中晚期荧光逐渐增强，RPE可见特征性豹状斑点，可同时伴有玻璃体炎、视神经视网膜炎、视乳头炎等改变。同时，ICGA检查中可见后极部散在点状暗区，提示局部炎症活跃，强荧光提示病变持续存在。

ASPPC的OCT及FAF检查也都有非常特异性的影像学特征，对于该疾病有重要的诊断意义。ASPPC在OCT检查中可表现为：黄斑区椭圆体带欠连续或消失，RPE局部不规则增厚。Pichi等学者发现 43.3% 的患者存在视网膜下积液。FAF 检查中病灶可表现为斑驳样强荧光。相对于 FFA 及 ICGA 而言，OCT 及 FAF 是既无创又有特异性表现的检查，是诊断 ASPPC 的有效手段。

3. ASPPC 的治疗及预后

早期及时规律的青霉素使用对梅毒性眼病的治疗十分有效，大部分患者可获得良好的视力及预后，若漏诊及误诊导致治疗延误，患者的预后则不甚理想，同时合并 HIV 的患者病情往往较重。对于眼部受累的患者建议采用神经性梅毒治疗方案。

病例点评

本病例患者出现眼部症状前有发热、紫癜样皮疹、腹痛等全身表现，但未考虑梅毒或 HIV 感染引起的 ANA、ACL 等抗体增高，HIV 感染导致免疫紊乱引起紫癜的可能，未排除感染性疾病，一直按结缔组织病予以激素甚至免疫抑制剂治疗，导致双眼视力持续下降。患者就诊我院后，查体可见眼底后极部黄白色鳞状病灶，FFA、FAF 及 OCT 检查都有特征性的病变，高度可疑 ASPPC，结合患者既往病史及临床表现，给予感染学方面检查后，最终证实梅毒感染相关眼病。通过积极给予驱梅治疗，患者眼部及全身症状均明显改善。因此，提高对梅毒性眼病的认识，加强对其典型眼部表现——ASPPC 的分辨能力，十分有助于对该病进行及时有效的诊治。

参考文献

1. HOOK E W, PEELING R W. Syphilis control: a continuing challenge. N Engl J Med, 2004, 351: 122 - 124.

2. CHEN Z Q, ZHANG G C, GONG X D, et al. Syphilis in China: results of a national

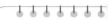

surveil – lance programme. Lancet, 2007, 369：132 – 138.

3. KATZ D A, BERGER J R, DUNCAN R C. Neurosyphilis：a comparative study of the effects of infec – tion with immunodefficiency virus. Arch Neurol, 1993, 50 （3）：243 – 249.

4. CLOVIS A F, VINíCIUS M C, DANIE L. Bilateral nongranulomatous anterior uveitis associated with chancre of the tongue：initial presentation of syphilis. Journal of Ophthalmic Inflammation and Infection, 2013, 3：33.

5. MARIO C, ANDREA N, ANNA S. Syphilis iridocyclitis in a patient with type 1 dia – betes. J Diabetes Investig, 2016, 7：641 – 644.

6. SUFIYAN I S, JYOTIRMAY B, PUKHRAJ R. Nodular syphilitic scleritis masquerading as an ocular tumor. Journal of Ophthalmic Inflammation and Infection, 2015, 5：8.

7. RUI P, RODRIGUES N, CORREIA A, et al. Neurosyphilis with optical involvement in an immunocompetent patient：a case report. International Medical Case Reports Journal, 2012, 5：5 – 11.

8. RAFAEL DE P Q, ANDRé V D, DANIEL V. Fulminant proliferative vitreoretinopathy in syphilitic uveitis. Journal of Ophthalmic Inflammation and Infection, 2016, 6：6.

9. PUECH C, GENNAI S, PAVESE P, et al. Ocular manifes – tations of syphilis：recent cases over a 2. 5 – year period. Graefes Arch Clin Exp Ophthalmol 2010, 248：1623 – 1629.

10. TUCKER J D, LI J Z, ROBBINS G K, et al. Ocular syphilis among HIV – in – fected patients：a system – atic analysis of the literature. Sex Transm Infect, 2011, 87：4 – 8.

11. FONOLLOSA A, GIRALT J, PELEGRíN L, et al. Ocular syphilis – back again：understanding recent increases in the incidence of ocular syphilitic disease. Ocul Immunol Inflamm, 2009, 17：207 – 212.

12. BALASKAS K, SERGENTANIS T N, GIULIERI S, et al. Analysis of significant

factors influencing visual acuity in ocular syphilis. British Journal of Ophthalmology, 2011, 95 (11), 1568 – 1572.

13. RUI Z, JIANG Q, JIE G, et al. Clinical Manifestations and Treatment Outcomes of Syphilitic Uveitis in a Chinese Population. Journal of Ophthalmology, 2016, 8: 8.

14. YANG P Z, ZHANG N, LI F Z, et al. Ocular manifestations of syphilitic uveitis in Chinese Patients. Retina, 2012, 32: 1906 – 1914.

15. JIE S, LIGUO F, YUMIN L. Ocular syphilis: an alarming infectious eye disease. Int J Clin Exp Med, 2015, 8 (5): 7770 – 7777.

16. YAP S C, TAN Y L, CHIO M T W, et al. Syphilitic uveitis in a singaporean population. Ocular Immunology and Inflammation, 2014, 22 (1): 9 – 14.

17. D E SOUZA E C, JALKH A E, TREMPE C L, et al. Unusual central chorioretinitis as the first mani – festation of early secondary syphilis. Am J Ophthalmol, 1988, 105 (3): 271 – 276.

18. GASS J D, BRAUNSTEIN R A, CHENOWETH R G. Acute syphilitic posterior placoid chorioretinitis. Ophthalmology, 1990, 97 (10): 1288 – 1297.

19. TRAN T H, CASSOUX N, BODAGHI B, et al. Syphilitic uveitis in patients infected with human immunodeficiency virus. Graefes Arch Clin Exp Ophthalmol, 2005, 243 (9): 863 – 869.

20. EROL N, TOPBAS S. Acute syphilitic posterior placoid chorioretinitis after an intravitreal tri – amcinolone acetonide injection. Acta Ophthalmol Scand, 2006, 84 (3): 435.

21. SONG J H, HONG Y T, KWON O W. Acute syphilitic posterior placoid chorioretinitis following intravitreal triamcinolone acetonide injection. Graefes Arch Clin Exp Ophthalmol, 2008, 246 (12): 1775 – 1778.

22. BRITO P, PENAS S, CARNEIRO A, et al. Spectral – domain optical coherence tomography fea – tures of acute syphilitic posterior placoid chorioretinitis: the role of autoimmune response in pathogenesis. Case Rep Ophthalmol, 2011, 2 (1): 39 – 44.

23. GASS J D, BRAUNSTEIN R A, CHENOWETH R G. Acute syphilitic posterior placoid chorioretinitis. Ophthalmology, 1990, 97: 1288 – 1297.

24. MORA P, BORRUAT FX, GUEX – CROSIER Y. Indocyanine green angiography anomalies in ocular syphi – lis. Retina, 2005, 25: 171 – 181.

25. BALASKAS K, SERGENTANIS T N, GIULIERI S, et al. Fluorescein and indocyanine – green angi – ography in ocular syphilis: an exploratory study. Graefes Arch Clin Exp Ophthalmol, 2012, 250: 721 – 730.

26. PICHI F, CIARDELLA A P, CUNNINGHAM E T J R, et al. Spectral domain optical co – herence tomog – raphy findings in patients with acute syphilitic posterior placoid chorioretinopathy. Retina, 2014, 34: 373 – 384.

27. LIMA B R, MANDELCORN E D, BAKSHI N, et al. Syphilitic Outer Retinopathy. Ocul Immunol Inflamm, 2014, 22: 4 – 8.

28. BURKHOLDER B M, LEUNG T G, OSTHEIMER T A, et al. Spectral domain optical coherence to – mography findings in acute syphilitic posterior placoid chorioretinitis. J Ophthalmic Inflamm Infect, 2014, 4: 2.

29. BO Y, JUN X, XIAO M L, et al. Clinical manifestations of syphilitic chorioretinitis: a retrospec – tive study. Int J Clin Exp Med, 2015, 8 (3): 4647 – 4655.

30. FRENCH P, GOMBERG M, JANIER M, et al. European Guidelines on the Management of Syphilis. Int J STD AIDS, 2009, 20: 300 – 309.

31. DORIS J P, SAHA K, JONES N P, et al. Ocular syphilis: the new epidemic. Eye, 2006, 20: 703 – 705.

（吴　婵）

病例 24
成年人视网膜母细胞瘤

病历摘要

【基本信息】

患者，男性，45 岁。主诉"左眼前黑影飘动 1 年，视力下降 3 个月"。

患者 1 年前无明显诱因出现左眼前黑圈飘动，当时视力无下降，于当地医院诊断为"左眼玻璃体混浊，青光眼"，眼压 36 mmHg，予局部降眼压治疗后眼压降至正常。3 个月前患者出现左眼视物模糊，眼前黑影变为网格状并增多。当地医院检查左眼视力 0.12，眼压 35 mmHg，诊断为"左眼新生血管性青光眼，左眼葡萄膜炎"，拟行抗青光眼手术，但术前检查发现眼底肿物，故取消手术。为进一步诊治来我院。

笔记

【眼科检查】

左眼最佳矫正视力 0.5，近视力 Jr 7，光定位准确，眼压 42 mmHg，结膜轻度充血，角膜透明，KP（−），前房正常深浅，房闪弱阳性，浮游体（＋），瞳孔缘虹膜可见较多新生血管，瞳孔缘色素外翻，瞳孔对光反应迟钝，晶状体透明，玻璃体可见较多白色小团状混浊物漂浮（图 24 − 1），鼻下方和视乳头前白色隆起结节，表面不平，可见新生血管（图 24 − 2），其余视网膜前可见较多白色圆形结节状病灶（图 24 − 3），视乳头观察不清，视网膜未见明显脱离；右眼前后节检查未见明显异常。

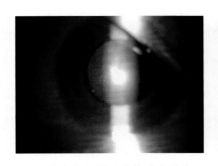

可见患者左眼玻璃体腔内较多白色小团状混浊物漂浮。

图 24 − 1 裂隙灯显微镜照相

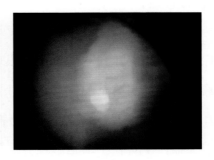

可见左眼鼻下方视网膜前白色隆起结节，表面不平，可有新生血管。

图 24 − 2 裂隙灯前置镜照相

【辅助检查】

B 超：左眼玻璃体混浊，球内占位病变，可疑局部视网膜脱离（图 24 − 4）。超声生物显微镜（ultrasound biomicroscope，UBM）：左眼前房内可见细小点状弱回声，明室下 3/8 象限可见虹膜根部与角膜内皮面粘连，房角关闭。眼眶 MRI：左眼玻璃体内异常信号。血尿检查、心电图、胸部 CT、腹部 B 超、全身骨显像：无明显异常。HBsAg（−），HCV − Ab（−），HIV − Ab（−），RPR（−）。

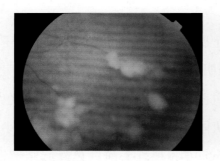

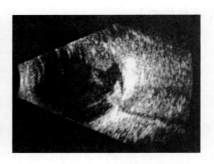

可见周边视网膜前较多白色
圆形结节状病灶。

图 24 –3　左眼彩色眼底照相

左眼玻璃体混浊，
球内占位病变。

图 24 –4　眼部 B 超检查

【治疗经过】

患者入院后予局部滴眼液、20% 甘露醇静脉输液等降眼压治疗，并在局部麻醉下进行了左眼玻璃体切除 + 眼内肿物切除 + 气/液交换 + 硅油填充术，手术顺利。术后第二天起再次出现左眼眼压升高，波动在 31 ~ 40 mmHg，药物控制不理想。玻璃体液标本找到瘤细胞，诊断"小细胞恶性肿瘤"；眼内肿物病理诊断"小细胞神经内分泌癌"，免疫组化结果：Syn (+)、CD56 (NK – 1) (+)、AE1/AE3 (–)、CgA (–)、S – 100 (–)、Desmin (–)、Ki – 67 (index 8%)。考虑患者左眼恶性肿瘤诊断明确，玻璃体手术无法完全切除肿物，未发现全身其他肿瘤病灶，且眼压持续高控制不佳，与患者及家属沟通后，在局部麻醉下进行了左眼眼球摘除 + 义眼台植入术，术中观察视神经断端无明显异常，手术顺利。病理诊断：左眼小细胞神经内分泌癌，结合免疫组化结果符合分化差的视网膜母细胞瘤，未累及视神经，视神经断端未见特殊。免疫组化结果：CgA (+)、Syn (+)、NSE (+)、CD56 (NK – 1) (+)、S – 100 (–)、GFAP (–)、HMB45 (–)、LCA (–)、Melan – A (–)、p53 (–)，Ki – 67 局部指数约 20% 。

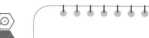

【诊断】

左眼视网膜母细胞瘤。

病例分析

此病例为成年人单眼视网膜母细胞瘤患者的临床表现、细胞学检查及免疫组化染色结果。该患者为中年男性，单眼白色隆起、血管化的视网膜肿物，伴玻璃体播散。组织病理学检查显示为小细胞神经内分泌癌，免疫组织化学诊断为未分化的视网膜母细胞瘤。

视网膜母细胞瘤可能在出生时就存在，通常在出生至 5 岁之间被发现。肿瘤可能累及单眼或者双眼，最初表现为视网膜后极部的一个或多个白色肿块。成年人罕见视网膜母细胞瘤，当成年患者出现眼内白色占位时，视网膜母细胞瘤通常不是首先考虑的诊断，因此常会延误。钙化是儿童视网膜母细胞瘤的特征性表现，但在成年人中并不具特异性，在影像学研究中只有少数患者显示钙化灶，这更增加了临床诊断的困难。需要鉴别诊断的疾病包括转移癌、无色素性黑素瘤、星形细胞瘤、淋巴瘤、眼内炎和视网膜炎性疾病。眼内髓上皮瘤是另一个需要与视网膜母细胞瘤鉴别的疾病，它是一种罕见的先天性肿瘤，起源于无色素的睫状上皮，通常发生在 5～20 岁。上述疾病最终诊断取决于组织病理学检查。据文献报道，多数的成年人视网膜母细胞瘤均已分化，显示出 Flexner - Wintersteiner 玫瑰花结。此例患者眼内肿瘤被分类为未分化的视网膜母细胞瘤，未见到典型的玫瑰花结，因此需要进行免疫组化检查协助诊断。

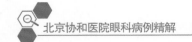

病例点评

视网膜母细胞瘤在成年人中非常罕见。截至目前文献报道的成年人视网膜母细胞瘤病例共计不足 50 例，患者年龄在 20～74 岁，多数为 20～50 岁，无性别差异。几乎所有病例都是散发性和单眼发病的。临床表现包括视力减退或丧失、闪光感、眼前飘浮物和畏光。白瞳症是儿童视网膜母细胞瘤的典型表现，但在成人中并不常见。成年人视网膜母细胞瘤的特征性表现为眼内白色、血管化的隆起性病变，伴玻璃体播散，钙化较儿童少见。在少数情况下，肿物可侵袭整个眼球，而弥漫性视网膜母细胞瘤也有报道。在大多数情况下，患者在病程比较晚期才获得确诊。

在过去的几十年中，视网膜母细胞瘤已从致命的儿童恶性肿瘤逐渐变为可以治愈的疾病。在可疑的成年人患者中，首先要进行眼部超声和 CT 扫描。细针穿刺活检进行免疫组织化学检查，是可行的诊断方法。目前，成年人视网膜母细胞瘤患者保眼球的目标仍未实现，眼球摘除仍是主要的治疗方式。少数患者接受了外放射治疗，但由于诊断时已是疾病的晚期，结果通常不理想。成年人视网膜母细胞瘤的遗传学特性、早期诊断、保留患者眼球和延长生命的最佳治疗方法，包括恰当的局部治疗和包括动脉内、眼周或眼内化疗等新的治疗方法，均是目前尚待解决的问题。

总之，成年人视网膜母细胞瘤很少见，但是在眼底白色占位病变的情况下，临床医生应将其视为可能的诊断加以鉴别，以免延误诊断和治疗。

参考文献

1. BISWAS J, MANI B, SHANMUGAM M P, et al. Retinoblastoma in adults. Report of

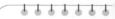

three cases and review of the literature. Surv Ophthalmol, 2000, 44: 409 – 414.

2. ODASHIRO A N, PEREIRA P R, DE SOUZA FILHO J P, et al. Retinoblastoma in an adult: case report and literature review. Can J Ophthalmol, 2005, 40: 188 – 191.

3. MIETZ H, HUTTON W L, FONT R L. Unilateral retinoblastoma in an adult: report of a case and review of the literature. Ophthalmology, 1997, 104: 43 – 47.

4. KHANFIR K, CHOMPRET A, FRAU E, et al. An unusual variant of diffuse retinoblastoma in an adult. Acta Oncol, 2008, 47: 973 – 974.

5. RAJ A, ARYA S K, PUNIA R S, et al. Adult onset retinoblastoma: A diagnostic dilemma. Rbit, 2016, 35 (1): 51 – 53.

6. SENGUPTA S, PAN U, KHETAN V. Adult onset retinoblastoma. Indian J Ophthalmol, 2016, 64 (7): 485 – 491.

（张　潇　董方田）

病例 25
首诊于眼科的肠病相关性
T 细胞淋巴瘤

病历摘要

【基本信息】

患者，男，37岁。主诉"反复腹痛、腹胀、恶心、疲劳和双眼先后视力下降1个月"。

2013年3月，患者无明显诱因出现上腹和中腹部疼痛、腹胀、恶心、疲劳和大量出汗。几天后，患者出现右眼视物模糊，眼前水波纹感。就诊于当地医院，诊断为"坏死性胰腺炎"，予禁食、生长抑素、抗生素和补液等治疗后，患者自觉腹痛缓解，胰蛋白酶也恢复正常，但右眼视力持续下降，并且左眼开始出现视物模糊。由于患者视力持续下降，转诊至我院进一步诊治。

笔记

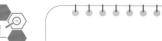

【眼科检查】

2013 年 4 月 18 日患者初次于门诊就诊时，BCVA 右眼 0.15，左眼 0.6，眼压右眼 10 mmHg，左眼 15 mmHg；双眼球结膜水肿和充血，角膜透明，灰白色 KP，右眼房闪（＋），浮游体（＋＋），左眼房闪（＋），浮游体（＋），双眼虹膜无前后粘连，晶状体透明；双眼玻璃体混浊，后极部视网膜水肿，视网膜静脉扩张，右眼视乳头边界不清（图 25 – 1A、图 25 – 1C）。OCT 检查显示双眼视网膜神经上皮层水肿，黄斑浆液性脱离（图 25 – 1B、图 25 – 1D）。

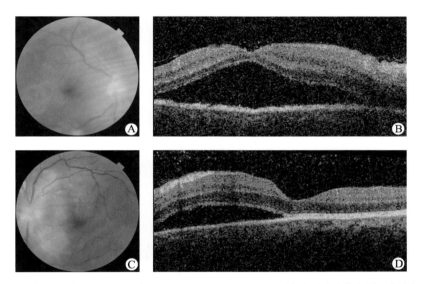

患者的眼底彩照（A. 右眼；C. 左眼）显示双眼后极部视网膜水肿，视网膜静脉充盈，右眼视乳头边界不清。OCT（B. 右眼；D. 左眼）检查显示视网膜神经上皮水肿，黄斑浆液性脱离。

图 25 –1　眼底彩照及 OCT 检查

【辅助检查】

患者于 2013 年 4 月 28 日入住消化内科，辅助检查：胰淀粉酶、胰脂肪酶、转氨酶、胆红素升高；ESR、CRP、EBV IgM/VCA、G 试验（真菌 D – 葡聚糖）、抗结核分枝杆菌抗体、ASO、RF、抗可溶性核抗原（ENA）抗体、抗核抗体谱、肿瘤标志物均阴性；CT：

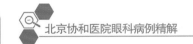
胰腺弥漫性增大，十二指肠壁水肿，胆囊壁增厚，胸腹腔积液、心包积液；腹部 B 超：胆总管扩张。

【治疗经过】

2013 年 4 月 18 日患者初次于门诊就诊时，被诊断为"双眼全葡萄膜炎"，予 1% 醋酸泼尼松龙眼液右眼 8 次／日，左眼 6 次／日，复方托吡卡胺眼液右眼 3 次／日，左眼 2 次／日，同时建议患者完善眼部超声、FFA 等检查。

患者首次眼科就诊后，出现间歇性腹痛和发热，因症状加重于 2013 年 4 月 28 日入住消化内科。予以禁食水、抑酸、补液、抗感染治疗，但患者全身症状及双眼视力下降逐渐加重。

2013 年 5 月 2 日眼科会诊，患者 BCVA 下降至右眼 0.07，左眼 0.3，双眼前节炎症及玻璃体混浊加重。因患者全身情况差，未能耐受进一步的眼科检查。

2013 年 5 月 9 日，患者全身状况恶化，出现多器官功能衰竭。经过多科会诊，患者于次日急诊行开腹探查术，术中见胆囊张力极大，壁厚韧，粘连广泛，予胆囊切除。不幸的是，患者的病情在手术后没有好转，4 天后因多器官功能衰竭去世。最终的组织病理学诊断为"胆囊 Ⅱ 型肠病相关性 T 细胞淋巴瘤（enteropathy - associatied T cell lymphoma，EATL）"。

【诊断】

初诊为"双眼全葡萄膜炎"，最终的组织病理学诊断为"胆囊 Ⅱ 型肠病相关性 T 细胞淋巴瘤"。

病例分析

本例是一位 37 岁的男性，急性发病，主诉双眼视力模糊和反复腹痛。眼科诊断为"双眼全葡萄膜炎"，予局部糖皮质激素治疗后眼内炎症无改善，视力持续下降。在接下来的几天中，患者主诉间歇性腹痛和发热，双眼视力下降迅速进展。尽管进行了积极的治疗，患者病情快速恶化至多器官功能衰竭。急诊手术剖腹探查，最终诊断为胆囊Ⅱ型肠病相关性 T 细胞淋巴瘤。非常不幸的是，患者在我院诊断和治疗后仅 26 天即因多器官功能衰竭而去世。根据文献检索结果，这是首例报道的累及眼部的胆囊Ⅱ型肠病相关性 T 细胞淋巴瘤。

EATL 是来源于上皮内 T 细胞的淋巴瘤。在目前的 WHO 分类中，EATL 分为Ⅰ型和Ⅱ型，后者占 10%～20%。Mudhar 等曾报道过一例 47 岁的 EATL 患者，在化疗后 2 年因双眼前飘浮物就诊。眼科检查显示双眼玻璃体炎、视网膜血管炎和视网膜内出血。患者的右眼进行了诊断性玻璃体切除术，证实了眼部表现为Ⅱ型 EATL 转移所致。该患者随后发生脑转移，并伴有神经系统的快速恶化。此例患者与之相似，但疾病进展之快，以至于没有时间进行进一步的眼科检查和治疗。

眼内淋巴瘤有 2 种主要类型。第一种类型出现在中枢神经系统和眼内，通常累及视网膜和玻璃体，称为原发性中枢神经系统淋巴瘤或原发性玻璃体视网膜淋巴瘤（primary vitreoretinal lymphoma，PVRL）。第二种类型来自中枢神经系统以外，并转移到眼部，通常是葡萄膜。PVRL 是眼内最常见的淋巴瘤，其中大多数是非霍奇金弥漫性大 B 细胞淋巴瘤（diffuse large B - cell lymphoma，DLBCL）。非 B 细胞眼内淋巴瘤非常罕见，仅占该部位所有淋巴增生性病变的 1%～3%。转移性眼内淋巴瘤患者，最常见的临床表现是玻璃体炎和非肉芽肿性前葡萄膜炎，但转移性 T 细胞淋巴瘤比转移性 B 细胞淋巴瘤对视网膜和玻璃体更具侵袭性。大多数眼内 T 细胞或 NKT 细胞淋巴瘤是皮肤或全身淋巴瘤转移所致，被认为是预后不良的表现。

病例点评

目前，诊断眼内淋巴瘤的金标准仍是眼内标本的细胞病理学检查，其他重要的辅助检查还包括流式细胞学检查、基因重排和眼内液细胞因子分析等。该病例局限性在于，缺乏玻璃体或房水标本来

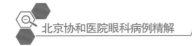

证实全葡萄膜炎为淋巴瘤细胞转移所致。对于转移性眼内 T 细胞淋巴瘤的诊断有两点支持：①患者首先出现全身症状，包括腹痛、腹胀、疲劳等，随后出现眼部症状，葡萄膜炎诊断明确，但局部糖皮质激素治疗无效，炎症持续加重；②在全身其他部位发现病变，细胞病理学和免疫组织化学证实为 T 细胞淋巴瘤。

　　累及眼内的转移性 T 细胞淋巴瘤比较少见，被认为是淋巴瘤预后不良的标志。当葡萄膜炎患者合并全身表现包括发热、乏力、腹痛，以及与 EBV 相关的肝病等，而且糖皮质激素和免疫抑制剂治疗无效，应当怀疑淋巴瘤并完善相关检查以协助诊断。

参考文献

1. CAO X, SHEN D, CALLANAN D G, et al. Diagnosis of systemic metastatic retinal lymphoma. Acta Ophthalmol, 2011, 89 (2): e149 - e154.

2. GOEMINNE J C, BROUILLARD A, JAUMAIN P, et al. Bilateral granulomatous panuveitis as initial presentation of diffuse systemic T cell lymphoma. Ophthalmologica, 1999, 213 (5): 323 - 326.

3. LEVY - CLARKE G A, GREENMAN D, SIEVING P C, et al. Ophthalmic manifestations, cytology, immunohistochemistry, and molecular analysis of intraocular metastatic T - cell lymphoma: report of a case and review of the literature. Surv Ophthalmol, 2008, 53 (3): 285 - 295.

4. SWERDLOW S H, CAMPO E, HARRIS N L, et al. World Health Organization classification of tumours of haematopoietic and lymphoid tissue. Lyon: IARC Press, 2008: 289 - 293.

5. MUDHAR HS, FERNANDO M, RENNIE IG, et al. Enteropathy - associated T - cell lymphoma, lacking MHC class Ⅱ, with immune - privileged site recurrence, presenting as bilateral ocular vitreous humour involvement—a case report. Histopathology, 2012, 61 (6): 1227 - 1230.

（张　潇　张美芬）

病历摘要

【基本信息】

患者，女性，30 岁。主诉"右眼前黑影遮挡 1 周"。既往双眼高度近视（约 -8.0 DS），否认全身病史。

【眼科检查】

最佳矫正视力右眼 0.5，左眼 1.0，双眼眼压正常，前节未见异常，右眼玻璃体细尘状混浊，眼底见右眼视乳头边界不清，绕视乳头灰白色病灶，散在点状黄白色病灶，左眼眼底未见异常。

【辅助检查】

TORCH 化验检查 RV - IgG（+），CMV - IgG（+），HSV - 1 - IgG（+）；血常规、感染 4 项及血沉均正常，胸片（-），PPD 试

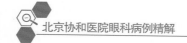

验（－）。视野检查显示右眼旁中心暗点及与盲点相连的颞侧视野缺损（图26－1），左眼正常。OCT检查显示右眼视乳头隆起水肿（图26－2）。FFA检查显示右眼视乳头及其周强荧光，伴荧光素渗漏，黄斑颞侧点状强荧光（图26－3）。眼B超检查显示右眼玻璃体腔细弱点状回声，视乳头水肿（图26－4）。眼眶CT显示右侧视神经偏后部较左侧略增粗，未见球壁高信号。眼底自发荧光显示右眼视乳头及视乳头旁病灶呈低自发荧光（图26－5）。频域三维光学相干断层扫描（spectral－domain optical coherence tomography，SD－OCT）显示右眼环绕视乳头旁神经上皮下团块状中高反射信号，伴神经上皮水肿及少量视网膜下积液，RPE层完整，黄斑中心凹及其鼻侧视网膜外层结构破坏（外界膜、肌样体带、椭圆体带均消失）（图26－6）。

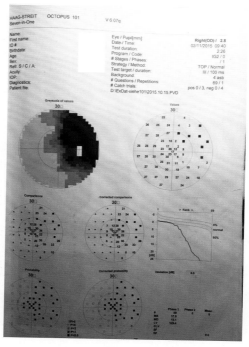

图26－1　视野检查示右眼旁中心暗点及与盲点相连的
颞侧视野缺损（2015年11月2日）

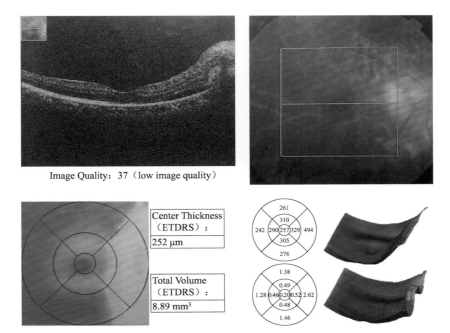

Image Quality: 37（low image quality）

Center Thickness
（ETDRS）：
252 μm

Total Volume
（ETDRS）：
8.89 mm³

图 26 -2　OCT 检查示右眼视乳头隆起水肿，视乳头颞
侧神经上皮下积液（2015 年 10 月 30 日）

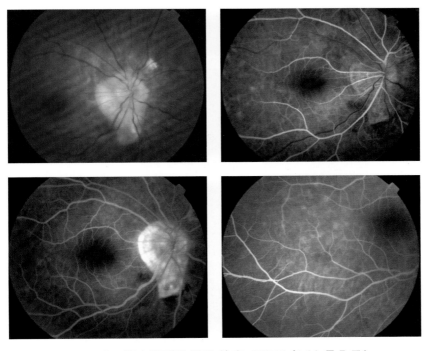

图 26 -3　眼底彩照及 FFA 检查（2015 年 11 月 5 日）

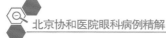
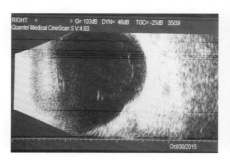

图 26 -4　B 超检查示右眼玻璃体腔
细弱点状回声，视乳头水肿
（2015 年 10 月 30 日）

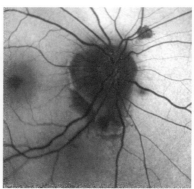

图 26 -5　自发荧光检查示右眼视
乳头及视乳头旁病灶呈低自发
荧光（2015 年 11 月 3 日）

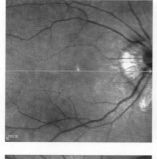

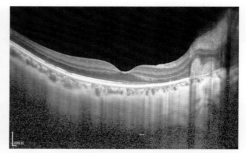

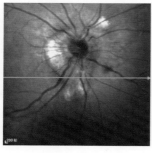

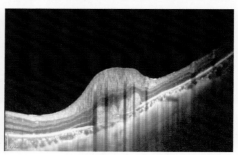

右眼环绕视乳头旁神经上皮下团块状中高反射信号伴神经上皮水肿及少量视
网膜下积液，黄斑中心凹及其鼻侧视网膜外层结构破坏。

图 26 -6　SD - OCT 检查（2015 年 11 月 3 日）

【诊断】

　　初步诊断为"右眼脉络膜炎（一过性白点综合征可能性大），继发
视乳头旁脉络膜新生血管形成（choroidal neovascularization，CNV）？"

【治疗经过】

根据检查结果，予口服激素治疗，并逐渐减量（泼尼松50 mg，每日1次，每3天减10 mg），建议患者可试行右眼玻璃体腔注射Lucentis + 曲安奈德1 mg治疗，患者拒绝。口服激素治疗1个月后患者自觉症状减轻，复查右眼视野缺损好转（图26 - 7）。

患者随后辗转就诊于北京多家医院的眼科专家，各专家的诊断不一（包括一过性白点综合征，匐行性脉络膜炎等），外院再次予以口服激素治疗，泼尼松50 mg（每日1次，2周）→40 mg（每日1次，2周）→35 mg（每日1次，2周）。患者自觉右眼视力提高，黑影范围缩小。

自发病3个月后患者于我院复查：右眼矫正视力0.8，眼底见视乳头周围灰白色病灶明显吸收伴脱色素，右眼视野进一步好转，旁中心暗点消失（图26 - 8）；SD - OCT检查见视乳头旁视网膜下病灶明显缩小，视网膜下积液吸收，黄斑区外层视网膜结构恢复（图26 - 9），复查自发荧光见右眼视乳头及视乳头旁病灶呈低自发荧光，视乳头及病灶外围见一圈高自发荧光区域（图26 - 10）。

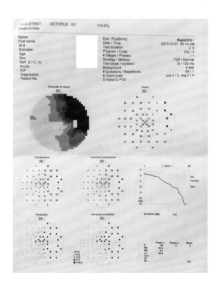

图26 - 7　治疗后复查视野，
右眼视野缺损好转
（2015年12月1日）

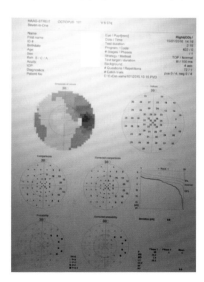

图26 - 8　复查视野显示右眼视野
进一步好转，旁中心暗点消失
（2016年1月15日）

笔记

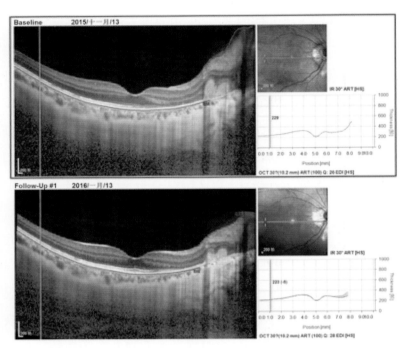

治疗后视乳头旁视网膜下病灶明显缩小，视网膜下积液吸收，黄斑区外层视网膜结构恢复（上图为 2015 年 11 月 3 日，下图为 2016 年 1 月 13 日）。

图 26 –9　治疗前后 SD – OCT 检查对比

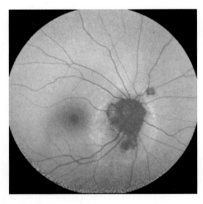

右眼视乳头及视乳头旁病灶呈低自发荧光，视乳头及病灶外围见一圈高自发荧光区域。

图 26 –10　复查自发荧光（2016 年 1 月 13 日）

病例分析

患者为青年女性，高度近视，急性病程，以视乳头旁视网膜下病灶和视网膜外层结构破坏为主要表现，伴有玻璃体轻度炎症反应，经过全身激素治疗有效，因此考虑脉络膜视网膜炎性病变，一过性白点综合征，但具体诊断有待进一步讨论。

匐行性脉络膜炎（serpiginous choroidopathy，SC）是一种少见的进行性绕视乳头脉络膜炎，常见于体健的男性中年人。典型急性期病变为始发于周边部外层视网膜的 RPE 及脉络膜灰白色病变，常见临床表现为视力下降或旁中心暗点，病灶在 FFA 检查早期表现为弱荧光，晚期荧光素着染，少数病例在脉络膜视网膜萎缩病灶边缘继发 CNV。约 50% 的患者在病变区有 RPE 异常增殖及脉络膜毛细血管萎缩，视力预后不佳，对侧眼一般在数月或数年再发生同样病变。该患者眼底的灰白色病变绕视乳头发展，SD－OCT 检查显示病灶位于视网膜神经上皮下，且伴视网膜层间水肿及视网膜下液，考虑 SC 继发 CNV 的可能。但病灶未见出血，且经激素治疗后病变明显消退，因此否定了 CNV 的诊断。但是否可以诊断为匐行性脉络膜炎，有待观测病变的发展。

一过性白点综合征（multiple evanescent white dot syndrome，MEWDS）是一种急性炎性病变，单眼发病，常见于近视的青年女性，主诉为颞侧视野缺损及视物模糊，眼底表现为深层视网膜或 RPE 层多发的白色小点状病变。MEWDS 一般为自限性疾病，数周内视功能可恢复。部分患者可出现玻璃体细胞及视乳头静脉炎，以及视网膜和内层脉络膜或 RPE 改变，因此，MEWDS 是一种视网膜脉络膜病变。本例患者为高度近视的青年女性，单眼发病，临床表

笔记

现为与盲点相连的颞侧视野缺损，伴有玻璃体炎症细胞及轻度视网膜血管炎。患者经过激素治疗数周后，视功能明显好转。上述为本例患者符合 MEWDS 的表现。

此外，既往文献曾报道 MEWDS 的 OCT 检查可表现为外层视网膜（外界膜、光感受细胞 IS/OS 复合体）的破坏，与本患者表现一致。本患者有许多符合 MEWDS 的表现，但 MEWDS 最特征的表现——视网膜的白点状病变并不显著，可能与患者高度近视豹纹状眼底改变有关，但 FFA 检查中可以看见许多点状强荧光斑点，符合 MEWDS 的 FFA 表现。文献也有报道 MEWDS 可以伴有视乳头视网膜炎表现。此外，患者经过激素治疗后，病灶明显消退，视力提高，视野明显恢复，这些表现都支持 MEWDS 的诊断。

病例点评

白点综合征是一组具有相似的临床特征的后葡萄膜炎疾病，病变主要位于视网膜外层，视网膜色素上皮和（或）脉络膜。尽管不同疾病相互间有重叠之处，但彼此是独立的疾病，包括：鸟枪弹样脉络膜视网膜病变、多发性一过性白点综合征、急性后极部多灶性鳞状色素上皮病变、多灶性脉络膜炎合并全葡萄膜炎、匍行性脉络膜炎、点状内层脉络膜病变/多灶性脉络膜炎和顽固性鳞状脉络膜视网膜炎。本例患者在初诊时，具体诊断不十分明确，但结合患者症状和眼底病变，可初步诊断为白点综合征。随着疾病进展，结合多模式影像检查及对治疗的反应，最终明确诊断为一过性白点综合征。近年来快速发展的多模式成像技术，如 SD - OCT、深度增强成像（enhanced depth imaging，EDI）模式 SD - OCT、扫频光学相干断层扫描（swept source optical coherence tomography，SS - OCT）、

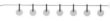

FFA、ICGA、广角成像和自发荧光及最新的 OCTA，使得白点综合征疾病谱中不同疾病的精确解剖定位成为可能，进一步加深了对白点综合征的理解和认识。

参考文献

1. SAVASTANO M. C, RISPOLI M, LUMBROSO B, et al. Choroidal Juxtapapillary Neovascularization Regression in Multiple Evanescent White Dot Syndrome by Optical Coherence Tomography Angiography：A Case Report. J Med Case Rep, 2019, 31, 13 （1）：274.

2. ZICARELLI F, MANTOVANI A, PREZIOSA C, et al. Multimodal Imaging of Multiple Evanescent White Dot Syndrome：A New Interpretation. Ocul Immunol Inflamm, 2019, 15：1 − 7.

3. PARODI M B, IACONO P, ZUCCHIATTI I, et al. Choroidal Neovascularization Associated With Multiple Evanescent White Dot Syndrome Treated With Intravitreal Ranibizumab. Ocul Immunol Inflamm, 2018, 26 （4）：608 − 611.

4. SHENG Y, SUN W, GU Y S, et al. Spectral − domain Optical Coherence Tomography Dynamic Changes and Steroid Response in Multiple Evanescent White Dot Syndrome. Int J Ophthalmol, 2017, 10 （8）：1331 − 1333.

5. BHAKHRI R. Clinical Findings and Management of Multiple Evanescent White Dot Syndrome. Optom Vis Sci, 2013, 90 （10）：e263 − e268.

6. HASHIMOTO H, KISHI S. Ultra − wide − field fundus autofluorescence in multiple evanescent white dot syndrome. Am J Ophthalmol, 2015, 159 （4）：698 − 706.

（陈 欢　于伟泓）

病例 27
视网膜血管增生性肿瘤

病历摘要

【基本信息】

患者，女，42岁。主诉"左眼反复视力下降3年，加重1个月"。

患者3年前搬重物上楼时突发左眼眼前黑影飘动，之后视物不见，2小时后自行恢复，1年前情绪激动后再次出现左眼前黑影飘动、闪光感、视力下降，当地医院诊断为左眼玻璃体混浊，给予药物肌内注射（具体不详）10天，症状稍有好转。之后陆续有类似情况发生，半年前再次至外院就诊，诊为左眼视网膜血管瘤，予复方血栓通静脉输液及口服药物治疗。近1个月左眼视力下降加重，外院诊为左眼葡萄膜炎，予泼尼松龙60 mg口服，辅以云南白药、钙片、保胃补钾等治疗。

2周前至我院就诊，查裸眼视力右眼0.2，左眼0.1，左眼玻璃体陈旧性积血，眼底检查见黄斑前膜，上方周边视网膜见圆形隆起病灶，本次为行左眼手术治疗入院。

患者双眼近视约-2.00 D，既往高血压病史近30年，慢性肾小球肾炎30年，7岁时曾患肺门结核；否认冠心病、糖尿病等慢性病史，否认肝炎、伤寒、疟疾等传染病史，否认重大手术、外伤及输血史，否认药物、食物过敏史。

【眼科检查】

裸眼视力：右眼0.2，左眼0.12；眼压：右眼11 mmHg，左眼12 mmHg；双眼角膜透明，前房深度正常，虹膜纹理清晰，无前后粘连，瞳孔圆，晶状体皮质、核混浊，核Ⅰ级；右眼玻璃体及眼底未见明显异常；左眼玻璃体积血混浊，视乳头边界清，色可，血管走行大致正常，视网膜在位，黄斑部金箔样反光，上方周边部视网膜见圆形隆起，大小3~4 PD，其周少量出血、硬性渗出（图27-1）。OCT检查可见左眼黄斑前膜伴轻度黄斑水肿（图27-2）。

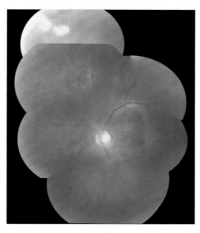

图27-1　术前左眼上方周边视网膜圆形隆起病变，
其周伴出血、渗出

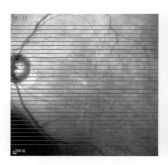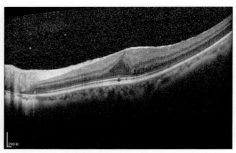

图 27 -2　术前左眼 OCT 检查显示黄斑前膜，黄斑水肿

【诊断】

　　左眼玻璃体积血，左眼视网膜血管增生性肿瘤，左眼继发性黄斑前膜，双眼白内障。

【治疗经过】

　　患者入院后完善相关术前检查，于局麻下行"左眼玻璃体切除 + 曲安奈德玻璃体注药 + 吲哚菁绿染色 + 剥膜 + 电凝 + 眼内激光光凝术"，术中激光光凝瘤体及其周围，术后局部抗感染治疗。

　　术后 3 天，左眼视力提高至 0.3；术后半年复查，左眼视力0.6，眼底见上方周边瘤体萎缩，瘤体周围激光斑（图 27 - 3），OCT 检查可见黄斑形态结构恢复（图 27 - 4）。

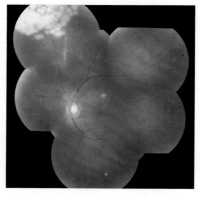

图 27 -3　术后半年，左眼上方周边部瘤体萎缩，
周边环绕激光斑

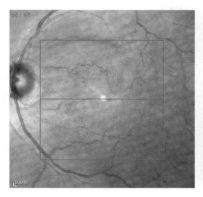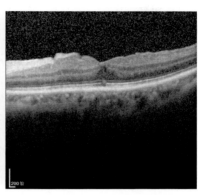

图 27 – 4　术后半年 OCT 检查示左眼黄斑水肿消退，黄斑结构基本恢复

病例分析

　　视网膜血管增生性肿瘤（vasoproliferative retinal tumors，VPT）是一类好发于周边部视网膜的少见良性肿瘤，常见于中老年人，约76% 的患者为特发性，24% 可继发于其他眼部疾病，包括视网膜色素变性，扁平部睫状体炎等。临床上以伴有明显渗出的周边部视网膜血管性肿物为主要表现，多单眼发病，呈边界清楚、大小不一的单发粉红色或黄色肿瘤样病变，肿瘤表面高度血管化，周围有略微扩张的视网膜动静脉分别充当肿瘤的滋养和引流血管。FFA 检查的特点：动脉早期肿瘤快速充盈，动脉期和静脉期早期可见清晰的瘤体毛细血管网，瘤体表面可伴有小片状毛细血管无灌注区，静脉期瘤体血管明显渗漏，周围视网膜弥漫性染色，晚期有轻到中度渗漏的荧光素进入玻璃体。其组织成分为增生的血管组织和神经胶质细胞。虽然本例患者未行 FFA 检查，但患者临床表现符合该病，诊断基本明确。VPT 和视网膜毛细血管瘤都可表现为红色血管瘤样病变，但是视网膜毛细血管瘤有粗大、扭曲的滋养血管和引流血管，VPT 仅在瘤体周围有略微扩张的视网膜动静脉，通过 FFA 可以对两者进行鉴别。VPT 的治疗方法主要包括激光、TTT、放疗和手术。

病例点评

本例患者需要考虑的鉴别诊断，主要针对周边部占位性病变，以及引起反复玻璃体积血的原因，包括视网膜毛细血管瘤、Coats病、脉络膜黑色素瘤等。因为患者反复左眼玻璃体积血混浊，继发黄斑前膜，严重影响视力，而且瘤体较大，非手术治疗无效，为避免长期、反复积血形成增殖膜牵拉视网膜，或瘤体渗出导致视网膜脱离，考虑手术。VPT 的治疗根据具体情况决定，如瘤体较小，可行热激光光凝，如瘤体较大，伴周围视网膜脱离，需采用巩膜外冷冻术，处理瘤体前应先封闭其滋养血管，以防止处理瘤体时出血。本例患者通过及时的手术，同时术中联合剥除黄斑前膜，术后视力明显提高，瘤体缩小，黄斑形态恢复，达到良好的疗效。

参考文献

1. HEIMANN H, BORNFELD N, VIJ O, et al. Vasoproliferative Tumours of the Retina. Br J Ophthalmol, 2000, 84 (10): 1162 - 1169.

2. SHIELDS C L, SHIELDS J A, BARRETT J, et al. Vasoproliferative Tumors of the Ocular Fundus. Classification and Clinical Manifestations in 103 Patients. Arch Ophthalmol, 1995, 113 (5): 615 - 623.

3. COHEN V M, SHIELDS C L, DEMIRCI H, et al. Iodine I 125 Plaque Radiotherapy for Vasoproliferative Tumors of the Retina in 30 Eyes. Arch Ophthalmol, 2008, 126 (9): 1245 - 1251.

4. IRVINE F, O'DONNELL N, KEMP E, et al. Retinal Vasoproliferative Tumors: Surgical Management and Histological Findings. Arch Ophthalmol, 2000, 118 (4): 563 - 569.

5. YEH S, WILSON D J. Pars Plana Vitrectomy and Endoresection of a Retinal Vasoproliferative Tumor. Arch Ophthalmol, 2010, 128 (9): 1196 - 1199.

（陈 欢 戴荣平）

病例 28
年龄相关性黄斑变性合并
旁中心凹渗出性血管异常复合体

病历摘要

【基本信息】

患者，男，88岁。主诉"右眼视物变形、视力下降1个月"。

患者1个月前无明显诱因出现右眼视物变形及视力下降，否认眼红、眼痛等。近1周患者自觉症状有所加重，并出现中心区域黑影遮挡，来我院就诊。

既往史：否认高血压、糖尿病等病史。患者7年前曾行双眼白内障超声乳化＋人工晶状体植入术，手术顺利，术后双眼视力0.6～0.8。

【眼科检查】

患者裸眼视力右眼0.06，左眼0.4，矫正视力右眼0.06，左眼

0.5。眼压右眼 13 mmHg，左眼 12 mmHg，眼前节：双眼人工晶状体在位，后囊轻度混浊；玻璃体：双眼轻度混浊；眼底检查：双眼视乳头边界清，色可，视网膜血管走行大致正常，视网膜散在玻璃膜疣，右眼中心凹处视网膜出血，其颞下方红色圆形血管瘤样改变。左眼视网膜散在玻璃膜疣，黄斑区色素变动。

【辅助检查】

眼底检查（图 28-1）：右眼视乳头边界清，色可，视网膜血管走行大致正常，视网膜散在玻璃膜疣，中心凹处视网膜出血，其颞下方红色圆形血管瘤样改变。左眼视乳头边界清，色可，视网膜血管走行大致正常，视网膜散在玻璃膜疣，黄斑区色素变动。

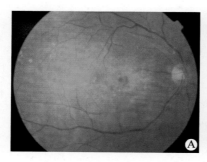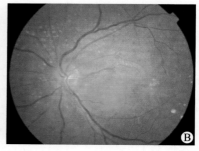

图 28-1　双眼眼底彩照（A. 右眼；B. 左眼）

OCT 检查（图 28-2）：右眼 OCT（中心凹）可见 RPE 不规则隆起，中心凹神经上皮下中高反射信号，鼻侧视网膜下积液，视网膜层间少量点状高反射信号。左眼 OCT（中心凹）检查，见 RPE 略扁平状隆起，中心凹神经上皮下局限少量积液。右眼 OCT（过血管瘤层面）检查，见视网膜内层 - 中层较大的圆形囊样改变，周围有一层高反射信号的"管壁"。右眼 OCTA 检查，可见深层毛细血管网可见血管瘤样结构。

右眼 FFA 和 ICGA 检查（图 28-3）：FFA（0：46）检查见中

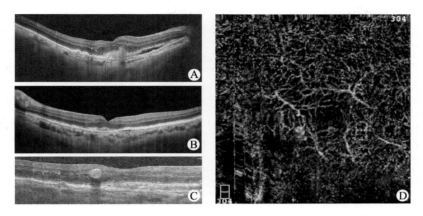

A. 右眼 OCT（中心凹）检查；B. 左眼 OCT（中心凹）检查；C. 右眼 OCT（过血管瘤层面）检查；D. 右眼 OCTA 检查。

图 28 - 2　双眼 OCT 检查

心凹处小片遮蔽荧光，中心凹鼻侧小片稍强荧光，中心凹颞下方小圆形稍强荧光，黄斑区散在斑驳荧光；ICGA 检查见中心凹鼻侧小片强荧光，中心凹颞下方似蚕豆形强荧光，位置与 OCT 中圆形囊样改变相符，黄斑区散在点状略强荧光。FFA（1∶17）检查见较 46 s 强荧光有所增强。ICGA 检查见较前荧光增强，中心凹颞下方处病灶显示更加清楚。FFA（5∶43）检查见中心凹处荧光较前增强，中心凹上方几个点状强荧光，黄斑区弥散略强荧光。ICGA 检查见荧光较前略减弱。

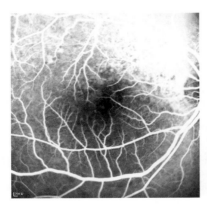
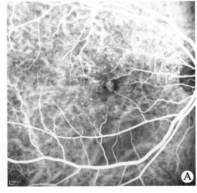

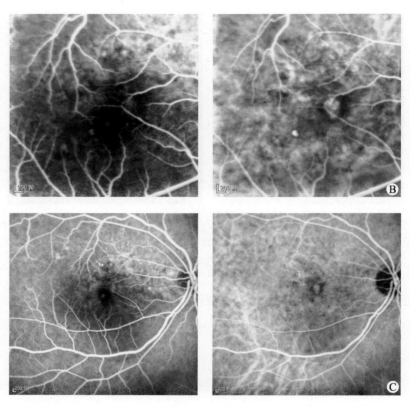

A. 0 : 46；B. 1 : 17；C. 5 : 43。

图 28 –3 右眼 FFA 和 ICGA 检查

【诊断】

双眼年龄相关性黄斑变性（湿性/渗出性），右眼旁中心凹渗出性血管异常复合体（perifoveal exudative vascular anomalous complex，PEVAC），双眼人工晶状体眼。

根据患者的年龄，视力下降、视物遮挡的症状，以及眼底黄斑区广泛玻璃膜疣及右眼中心凹处出血的临床表现，进一步结合 OCT 和眼底血管造影检查中的表现，年龄相关性黄斑变性（湿性/渗出性）的诊断明确。旁中心凹渗出性血管异常复合体是近几年提出的一个概念，主要通过眼底及造影观察到较为孤立的血管瘤样改变，结合 OCT 检查中的视网膜层间圆形囊样改变即可做出诊断。

【鉴别诊断】

（1）视网膜血管瘤样增生（retinal angiomatous proliferation，RAP），是年龄相关性黄斑变性（age – related macular degeneration，AMD）的一种特殊病变类型，又称为"3 型新生血管"。其基本病变也是新生血管形成，但目前认为起源于视网膜深层毛细血管，通常来说不会出现本例中边界清楚，同时合并囊壁样改变的血管瘤样改变，但不能除外是 RAP 的一种特殊表现形式。

（2）2 型黄斑毛细血管扩张症（macular telangiectasia 2，Mac Tel 2）是双眼黄斑区不明原因的视网膜毛细血管网改变及神经变性类疾病，常表现为黄斑区色素丢失、中心凹旁光感受器损伤、视网膜灰白透明度下降、结晶状沉着物、直角静脉伴色素斑块。但与本例的主要区别在于 Mac Tel 2 通常是多个更小的血管瘤样扩张，而不是单个较大的血管瘤样改变。

（3）糖尿病视网膜病变（diabetic retinopathy，DR）、视网膜静脉阻塞（retinal vein occlusion，RVO）等其他视网膜血管疾病和炎性疾病：视网膜血管疾病也会出现类似的血管瘤样改变，但本例患者无高血压、糖尿病病史，眼底未见相关视网膜血管疾病及炎性疾病的表现，因此本例不考虑。

【治疗经过】

本例患者主要针对 AMD 进行治疗，方案推荐按照 3 + PRN 方式进行抗 VEGF 治疗。文献报道 PEVAC 对抗 VEGF 治疗效果欠佳，也缺乏有效的治疗方案支持，如果距离中心凹较远，可以考虑激光光凝治疗。

【随访】

本例患者抗 VEGF 治疗 1 次后出血明显吸收，视力提高至 0.15（矫正 0.25），继续完成第 2 次抗 VEGF 治疗，但此后因全身原因未坚持复查。初次就诊半年后复查，视力 0.1（矫正 0.15），仍残留少量视网膜下积液，PEVAC 病灶较初诊时无明显改变（图 28-4）。

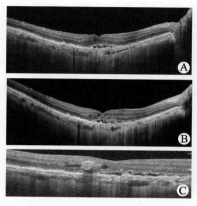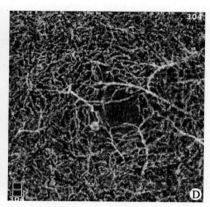

A. 右眼抗 VEGF 治疗 1 个月后 OCT 检查，视网膜下出血较前明显吸收，视网膜下少量积液，视网膜层间散在少量小囊腔；B. 右眼抗 VEGF 治疗 6 个月后 OCT 检查，视网膜下少量积液，视网膜层间散在少量小囊腔；C. PEVAC 病灶处 OCT 检查，视网膜层间囊样改变较前变化不大，但周围视网膜层间积液略增多；D. 右眼 OCTA 检查视网膜深层毛细血管网，可见对应 PEVAC 病灶处的血管瘤样扩张，较前变化不大。

图 28-4　治疗后检查

病例分析

本例患者 AMD 的诊断较为明确，预期按照 3 + PRN 的方式进行治疗，初始第 1 次抗 VEGF 治疗后效果较为明显，但由于患者高龄未能坚持治疗，但仍较初诊时有一定程度的改善。

本例患者的特点是在 AMD 的基础上合并 PEVAC，这是最近几年提出的一个概念，主要表现为眼底黄斑区硬性渗出，同时可见较大的血管瘤（通常较 DR 中的微血管瘤大），OCT 通过血管异常复合体的层面可见较大的血管瘤样改变，呈圆形，边界较清晰，其周围通常有一层高反射信号的"管壁"，周围可以伴有视网膜内囊腔、积液及硬性渗出的高反射信号。

PEVAC 结构多位于内核层至外丛状层，但也可延伸至节细胞层。针对 PEVAC 的治疗目前仍不明确，文献报道对抗 VEGF 反应不一致，但可尝试抗 VEGF 治疗。针对抗 VEGF 效果不佳者，血管异常复合体位置距中心凹超过 250 μm 者，可考虑局部激光治疗。本例患者一共进行 2 次抗 VEGF 治疗，PEVAC 病灶无明显改变，基本符合文献报道的结果。

病例点评

PEVAC 有可能是旁中心凹视网膜血管异常（perifoveal retinal vascular abnormalities）的一种表现形式。区别在于后者多见于糖尿病视网膜病变、视网膜静脉阻塞或炎症性疾病中，而 PEVAC 则不存在这些血管性或炎症性病变，但可以合并年龄相关性黄斑变性（AMD）或近视性黄斑病变等。PEVAC 的诊断需要首先除外 DR、RVO 等视网膜血管和炎性疾病，同时如本例鉴别诊断中所述，需要与 RAP、Mac Tel 2 等进行鉴别。

Querques 等在 2011 年首次提出了 PEVAC 的概念，报告了 2 例患者的 OCT 和血管造影表现。2017 年 Sacconi 的报道是目前病例数最多的研究，在 15 名患者中有 6 名存在 AMD。其他文献大多在 10 例以内，合并 AMD 的比例相对较少，虽然也存在一些玻璃体视网膜交界面疾病的改变，但通常认为与 PEVAC 可能没有相关性。

治疗方面，大多数报道认为抗 VEGF 治疗对 PEVAC 疗效欠佳，但也有少数发现更多次数的抗 VEGF 治疗能够促进病变消退。总体来说如果病变位置允许进行激光治疗，可能是一种更为经济有效的方法，结合目前导航激光的定位，可能对于这类病灶能够取得更好的效果。对于 PEVAC 的认识还刚刚起步，它可能只是很多疾病的一种特殊表现，仍然需要进一步研究来观察病变的发展，以及对不同治疗的反应及预后。

参考文献

1. QUERQUES G, KUHN D, MASSAMBA N, et al. Perifoveal exudative vascular anomalous complex. J Fr Ophtalmol, 2011, 34（8）：559, e551 – e554.

2. SACCONI R, FREUND K B, YANNUZZI L A, et al. The Expanded Spectrum of Perifoveal Exudative Vascular Anomalous Complex. Am J Ophthalmol, 2017, 184：137 – 146.

3. VENKATESH R, YADAV N K, BAVAHARAN B, et al. Multimodal imaging in perifoveal exudative vascular anomalous complex with co – existent diabetic retinopathy. Clin Exp Optom, 2019, 102（5）：528 – 532.

4. KIM J H, KIM J W, KIM C G, et al. Characteristics of Perifoveal Exudative Vascular Anomalous Complex in Korean Patients. Semin Ophthalmol, 2019, 34（5）：353 – 358.

（杨治坤）

病例 29
急性区域性隐匿性外层
视网膜病变的长期诊治

病历摘要

【基本信息】

患者，男，36岁。主诉"右眼前黑影遮挡伴闪光感1个月"。既往曾就诊于多家医院均未发现异常，但自诉黑影遮挡伴闪光感未减轻。既往有高度近视，体健。

【眼科检查】

双眼矫正视力1.0，前节检查未有阳性发现，眼底检查见豹纹状眼底，视盘周围萎缩弧，视网膜数个局灶性萎缩斑（图29-1）；FFA检查无荧光素渗漏、着染，未见视网膜渗出、出血等改变，黄斑区正常（图29-2）；OCT检查显示右眼黄斑中心凹未见明显异常，近视乳头椭圆体带信号减弱、欠连续（图29-3）；视野检查

笔记

显示右眼生理盲点扩大（图 29 - 4）；ERG 检查显示双眼明暗 ERG 振幅下降（图 29 - 5）。

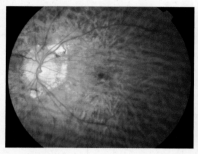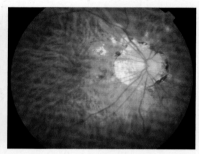

双眼眼底呈豹纹状，可见视乳头周围萎缩弧，数个局灶性萎缩斑，其大致正常。

图 29 - 1　眼底彩照

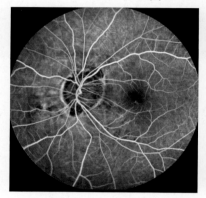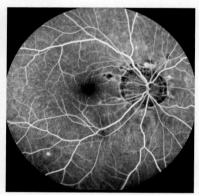

双眼血管走行正常，无荧光素渗漏、着染，未见视网膜渗出、出血等改变，黄斑区正常。

图 29 - 2　FFA 检查

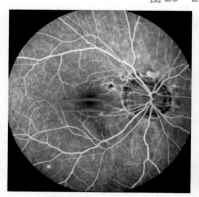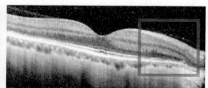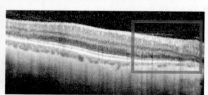

过中心凹的扫描切面，显示中心凹正常，近视乳头部分出现椭圆体带信号减弱、欠连续；中心凹稍下方的扫描切面情况类似，表现为近视乳头部分出现外界膜、椭圆体带信号的不连续，其余部分正常。

图 29 - 3　右眼 OCT 检查

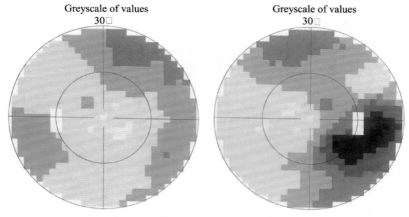

右眼生理盲点显著扩大，左眼尚可。

图 29 - 4　初诊视野

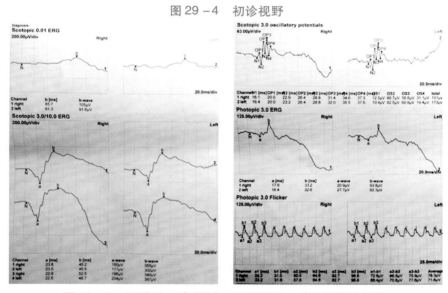

图 29 - 5　双眼明、暗 ERG，双眼明视、暗视振幅均下降

【诊断】

初步诊断为双眼高度近视，右眼视乳头周围局灶性色素上皮萎缩原因待查，右眼视乳头旁椭圆体带缺失原因待查。

【治疗经过】

考虑可能系炎症性病变，予以右眼球侧曲安奈德 20 mg 注射1 次，嘱随诊。1 年后，患者因自觉再次出现右眼前黑影伴闪光感，前来就诊。眼底自发荧光显示右眼视乳头周围及后极部弥漫强自发荧光，其内点状弱自发荧光灶（图 29 - 6）；视野检查显示右眼生理盲点较1年前有所进展（图29-7）。

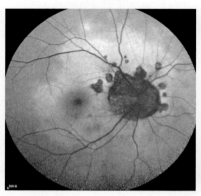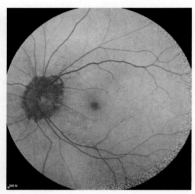

右眼视乳头周围及后极部弥漫强自发荧光，其内点状弱自发荧光灶，黄斑区正常荧光；左眼眼底自发荧光大致正常。

图29-6 FAF检查

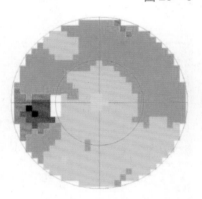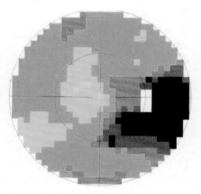

右眼盲点较前继续扩大，左眼也开始出现盲点扩大。

图29-7 1年后复查视野

修正诊断：右眼急性区域性隐匿性外层视网膜病变（acute zonal occult outer retinopathy，AZOOR），双眼高度近视。此后，患者每2个月复查视野、OCT、自发荧光。第1次复查眼底自发荧光检查，发现患者右眼强自发荧光范围较2个月前扩大（图29-8），遂予以球侧曲安奈德20 mg注射治疗。在发病后2年的随访时间内，患者右眼病情始终没有完全静息，强自发荧光范围虽在治疗之下逐渐缩小，但黄斑颞侧开始出现一处因视网膜色素上皮逐渐萎缩而形成的弱自发荧光点（图29-9）。视野检查也提示右眼生理盲点不断扩大，左眼也开始出现与生理盲点相连的暗点，且不断扩大（图29-10）。

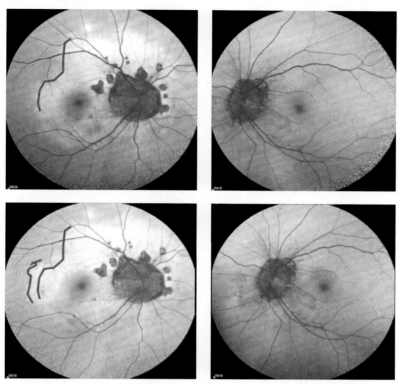

可见右眼原黄斑区颞侧强自发荧光范围（左下图）较2个月前（左上图）扩大（红线勾勒所示）；左眼视乳头周围呈现轻微斑驳状自发荧光。

图29-8　首诊眼底自发荧光复查

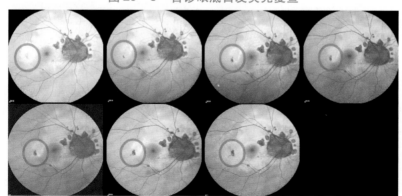

可见右眼强自发荧光范围，尤其黄斑区颞侧，逐渐缩小，但出现一处因视网膜色素上皮逐渐萎缩而形成的弱自发荧光点，面积逐渐增大。

图29-9　右眼眼底自发荧光随诊（2015—2016年，每2个月1次）

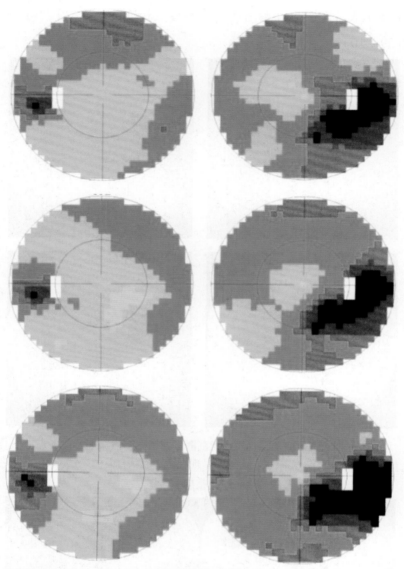

右眼生理盲点不断扩大，左眼也开始出现与生理盲点相连的暗点，且不断扩大。

图 29 –10　视野检查随诊（2015—2016 年，每 4 个月 1 次）

再次修正诊断：双眼 AZOOR，双眼高度近视。继续每 2 个月随诊，行视野、OCT、自发荧光检查，并与上一次随诊对比，根据病情给予球侧曲安奈德 20 mg 注射、口服小剂量激素、免疫抑制剂治疗。

笔记

病例分析

回顾本例临床表现，多模式影像学检查结果、疾病发展过程、对治疗的反应均呈现出 AZOOR 的典型改变：患者近视，主诉不断出现的眼前闪光感伴持续性黑影，眼底及 FFA 检查没有明显的阳性发现，突出的表现是在视野（生理盲点不断扩大）、ERG（双侧振幅下降）、SD－OCT（黄斑中心区域完整，两侧椭圆体带和嵌合体带缺失，局灶 RPE 缺失），以及眼底自发荧光（围绕黄斑区的强自发荧光，范围随病情活动而扩大、随病情缓解而缩小，并逐步出现因局灶性视网膜色素上皮萎缩而形成的弱自发荧光点）上，之所以早期没有做出正确诊断，是因为对 AZOOR 这种病的上述特点缺乏认识。

病例点评

本例直到发病 1 年后才做出正确诊断，关键是因为没有早期做眼底自发荧光检查，究其本质，是对 AZOOR 这种病的表现特点缺乏认识。该病是 1992 年由 Gass 首先提出，他随后报道了对该病长期随访的结果，总结出该病的特征：好发于青年女性，多有中等程度近视，大多数患者中心视力正常，但表现出急性视野暗点，伴闪光感，疾病早期眼底镜下视网膜表现正常，随疾病进展，大多数患者出现区域性视网膜色素上皮萎缩，通常有异常的 ERG 表现。

早期通常单眼发病，逐渐发展为双眼。本病的发病机制仍然存在争议，主要有感染学说和免疫学说两种。起初，Gass 将 AZOOR 分为两大类：一类为经典的 AZOOR，即没有肉眼可见的明显眼底改变，仅 OCT 和 ERG 能检测出异常；另一类为复杂性 AZOOR，包

笔记

括多发性一过性白点综合征（multiple evanescent white dot syndrome，MEWDS）、点状内层脉络膜病变（punctate inner choroidopathy，PIC）、多灶性脉络膜炎（multifocal choroiditis，MFC）和急性黄斑区神经视网膜病变（acute macular neuroretinopathy，AMN），这一组有着不同眼底表现、OCT 和 FFA 改变的疾病。

近年来，随着多模式影像学的发展，有人对 AZOOR 的特征进行了重新定义，总结出 AZOOR 的典型特征：分界线和"三区模式"。多篇不同文献均对 SD - OCT 和眼底自发荧光上 AZOOR 的这种特征性改变进行了报道，这些特征性改变与之前 Gass 所描述的视野及 ERG 改变一一对应。总结如下：①分界线：眼底彩色照相和眼底自发荧光像；②SD - OCT 上表现出与视野缺失相对应的嵌合体带（interdigitating zone，IDZ）缺失和（或）椭圆体带（ellipsoid zone，EZ）缺失，并且呈"三区模式"，本例的临床表现完全符合（图 29 - 11）；③视野改变与眼底改变对应；④多焦 ERG 表现与眼底改变、SD - OCT 及视野改变一一对应；⑤疾病进展期表现为眼底自发荧光像上强自发荧光区范围的扩大，疾病晚期表现为因视网膜色素上皮萎缩而呈现出的逐渐出现并扩大的弱自发荧光点；超广角眼底自发荧光像上，强自发荧光病灶区呈向心性和离心性两种发展趋势。

本病的治疗尚缺乏公认有效的手段，关于是否使用局部及全身糖皮质激素，历来说法不一。近期的报道中，有不少应用糖皮质激素后病情好转的例子。关于本病的预后，有不同的报道，最早 Gass 发表于 2002 年的报道称，患者均遗留了不同程度的视野缺损；2015 年，日本学者报道，患者均呈现出不同程度的好转；2018 年，Hu 等发表了一篇汉族人 AZOOR 患者观察 4 个月自然病程的病例系列报道，称未经过治疗，所有患者均有不同程度好转。总之，本例患者还需要长期随访，根据主诉、多模式影像学检查结果，给予必要的治疗。

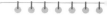

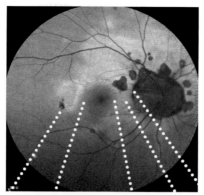

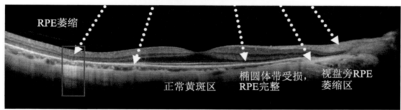

图29-11   本例的临床表现，完全符合"三区模式"

参考文献

1. GASS J D. Acute zonal occult outer retinopathy. Donders lecture：The Netherlands Ophthalmological Society, Maastricht, Holland, June 19, 1992. J Clin Neuroophthalmol, 1993, 13（2）：79-97.

2. GASS J D, AGARWAL A, SCOTT I U. Acute zonal occult outer retinopathy：a long-term follow-up study. Am J Ophthalmol, 2002, 134：329-339.

3. FRANCIS P J, MARINESCU A, FITZKE F W, et al. Acute zonal occult outer retinopathy：towards a set of diagnostic criteria. Br J Ophthalmol, 2005, 89：70-73.

4. MONSON D M, SMITH J R. Acute zonal occult outer retinopathy. Surv Ophthalmol, 2011, 56：23-35.

5. CHEUNG M C, NUNE G C, HWANG D G, et al. Acute zonal occult outer retinopathy in a patient with graft-versus-host disease. Am J Ophthalmol, 2004, 138（6）：1058-1060.

6. CARRASCO L, RAMOS M, GALISTEO R, et al. Isolation of Candida famata from a patient with acute zonal occult outer retinopathy. J Clin Microbiol, 2005, 43（2）: 635 – 640.

7. PISA D, RAMOS M, GARCíA P, et al. Fungal infection in patients with serpiginous choroiditis or acute zonal occult outer retinopathy. J Clin Microbiol, 2008, 46（1）: 130 – 135.

8. TAGAMI M, MATSUMIYA W, IMAI H, et al. Autologous antibodies to outer retina in acute zonal occult outer retinopathy. Jpn J Ophthalmol, 2014, 58（6）: 462 – 472.

9. QIAN C X, WANG A, DEMILL D L, et al. Prevalence of Antiretinal Antibodies in Acute Zonal Occult Outer Retinopathy: A Comprehensive Review of 25 Cases. Am J Ophthalmol, 2017, 176: 210 – 218.

10. MREJEN S, KHAN S, GALLEGO – PINAZO R, et al. Acute zonal occult outer retinopathy: a classification based on multimodal imaging. JAMA Ophthalmol, 2014, 132（9）: 1089 – 1098.

11. LI D, KISHI S. Loss of photoreceptor outer segment in acute zonal occult outer retinopathy. Arch Ophthalmol, 2007, 125（9）: 1194 – 200.

12. ZIBRANDTSEN N, MUNCH I C, KLEMP K, et al. Photoreceptor atrophy in acute zonal occult outer retinopathy. Acta Ophthalmol, 2008, 86: 913 – 916.

13. SPAIDE R F, KOIZUMI H, FREUND K B. Photoreceptor outer segment abnormalities as a cause of blind spot enlargement in acute zonal occult outer retinopathy – complex diseases. Am J Ophthalmol, 2008, 146: 111 – 120.

14. OHTA K, SATO A, FUKUI E. Spectral domain optical coherence tomographic findings at convalescent stage of acute zonal occult outer retinopathy. Clin Ophthalmol, 2009, 3: 423 – 428.

15. FUJIWARA T, IMAMURA Y, GIOVINAZZO V J, et al. Fundus autofluorescence and optical coherence tomographic findings in acute zonal occult outer retinopathy. Retina, 2010, 30: 1206 – 1216.

16. ARAI M, NAO‐I N, SAWADA A, et al. Multifocal electroretinogram indicates visual field loss in acute zonal occult outer retinopathy. Am J Ophthalmol, 1998, 126 (3): 466‐469.

17. CHEN F, JIANG L B, YAN W Y, et al. Clinical analysis of acute zonal occult outer retinopathy masquerading as optic neuropathy. Zhonghua Yan Ke Za Zhi, 2013, 49 (6): 495‐499.

18. TAN A C, SHERMAN J, YANNUZZI L A. Acute zonal occult outer retinopathy affecting the peripheral retina with centripetal progression. Retin Cases Brief Rep, 2017, 11 (2): 134‐140.

19. SHIFERA A S, PENNESI M E, YANG P, et al. Ultra‐wide‐field fundus autofluorescence findings in patients with acute zonal occult outer retinopathy. Retina, 2017, 37 (6): 1104‐1119.

20. SPAIDE R F, KOIZUMI H, FREUND K B. Photoreceptor outer segment abnormalities as a cause of blind spot enlargement in acute zonal occult outer retinopathy‐complex diseases. Am J Ophthalmol, 2008, 146 (1): 111‐120.

21. SAITO S, SAITO W, SAITO M, et al. Acute zonal occult outer retinopathy in Japanese patients: clinical features, visual function, and factors affecting visual function. PLoS One, 2015, 28, 10 (4): e0125133.

22. SAKAI T, GEKKA T, KOHZAKI K, et al. Improved Photoreceptor Function in Male Acute Zonal Occult Outer Retinopathy. Optom Vis Sci, 2015, 92 (10): e371‐e379.

23. CHEN S N, YANG C H, YANG C M. Systemic corticosteroids therapy in the management of acute zonal occult outer retinopathy. J Ophthalmol, 2015, 2015: 793026.

24. SI S, SONG W, SONG Y, et al. The clinical characteristics and prognosis of acute zonal occult outer retinopathy. Int Ophthalmol, 2018, 38 (3): 1177‐1185.

（陈　哲　陈有信）

病例 30
以黄斑水肿为首发表现的多发性骨髓瘤

病历摘要

【基本信息】

患者，女，67岁。主诉"双眼视力进行性下降20个月"。

20个月前双眼视物模糊，右眼明显，无眼前黑影飘动、视物变形等。就诊于附近医院，右眼视力0.3，左眼视力0.8，查眼底见双眼视网膜散在出血点、微血管瘤；OCT检查提示右眼黄斑水肿、黄斑区视网膜下液，左眼中心凹结构大致正常（图30－1）；FFA提示双眼散在强荧光点，弱荧光斑片遮蔽荧光，右眼后极部及下方血管弓附近斑驳状背景荧光增强，晚期黄斑区花瓣样荧光积存（图30－2）；空腹血糖8.1 mmol/L，其余全身检查结果大致正常。诊断为"右眼黄斑水肿，双眼糖尿病视网膜病变"，予口服药物控

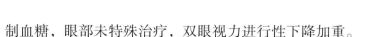
制血糖，眼部未特殊治疗，双眼视力进行性下降加重。

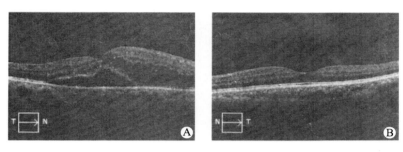

图 30 -1　发病时黄斑区 OCT 检查（A. 右眼；B. 左眼）

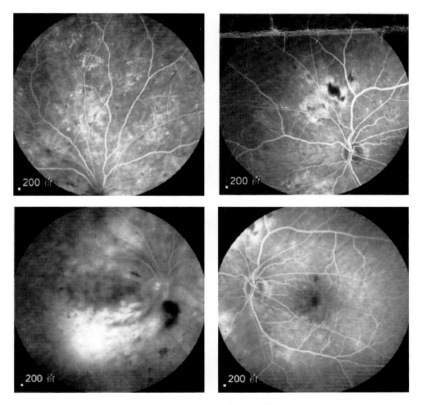

图 30 -2　起病时 FFA 检查

　　9 个月前患者再次就诊于外院，双眼视力 0.1，眼底检查见视网膜内出血点增多；OCT 检查提示双眼黄斑水肿明显，伴广泛视网膜下积液（图 30 -3）；FFA 检查见强荧光点、弱荧光斑片，双眼后极部斑驳状背景荧光增强较前明显，晚期黄斑区荧光积存；空腹血糖 7.2 mmol/L，血常规提示血红蛋白 93 g/L，仍按"糖尿病性黄斑水肿"治疗，予右眼康柏西普眼内注药一次，并双眼全视网膜激光光凝，右眼视力短暂好转，随即双眼视力进一步下降。为求进一步诊治来我科就诊。

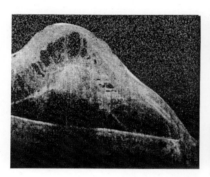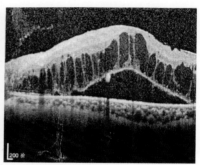

图 30-3　病程进展后黄斑区 OCT 检查

既往史：糖尿病 15 年，胰岛素控制；高血压 10 年，口服药物控制；冠心病 10 年，口服药物二级预防；其余既往史无特殊。

【体格检查】

自患病以来，精神、体力尚可，夜尿 2 次，否认骨痛，体重无明显变化。一般情况良好，心、肺、腹及四肢查体未见明显异常。

【眼科检查】

右眼视力 HM，眼压 12 mmHg，左眼视力 FC，眼压 14 mmHg；双眼晶状体核 Ⅱ 级，余前节大致正常；散瞳：双眼玻璃体混浊（+），玻璃体内尘状颗粒物飘浮（图 30-4），眼底稍模糊，可见双视乳头淡红、边清，双眼视网膜动脉纤细、静脉扩张，视网膜水肿明显，右眼下方及左眼颞侧、下方及鼻侧周边渗出性视网膜浅脱离，双眼视网膜内散在出血点、微血管瘤、激光斑，未见明显新生血管，黄斑区水肿明显，左眼黄斑区视网膜下黄白病灶（图 30-5）。

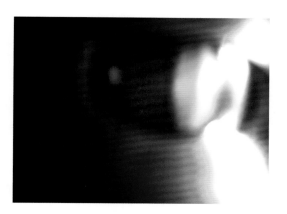

图 30 - 4   裂隙灯照相显示尘状玻璃体混浊

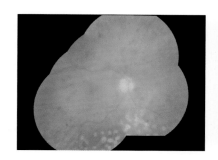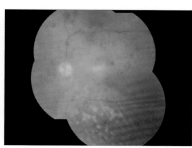

图 30 - 5   患者于我院初诊时眼底彩照

【辅助检查】

OCT：检查双眼黄斑区视网膜前膜，视网膜内广泛囊样水肿，伴视网膜下广泛积液，左眼中心凹下团块样信号（图 30 - 6）。FFA检查：双眼背景荧光斑驳，散在强荧光点（微血管瘤）、弱荧光斑片（出血遮蔽），左眼鼻侧一片无灌注区，伴团状强荧光（新生血管），双眼晚期黄斑区花瓣样强荧光积存（图 30 - 7）。

【实验室检查】

血常规：血红蛋白 86 g/L。肝功能：总蛋白 93 g/L，白蛋白 38 g/L，白蛋白/球蛋白比 0.7。肾功能：肌酐 56 μmol/L。血沉：>140 mm/h。免疫球蛋白：IgA 38.19 g/L，IgG 1.97 g/L，IgM 0.35 g/L。血清蛋白电泳：M 蛋白 42.8 g/L。血清免疫固定电泳：

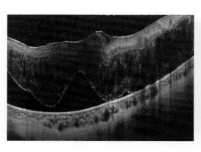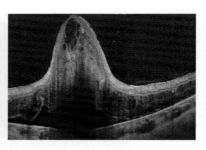

图 30 - 6　患者于我院初诊时黄斑 OCT 检查

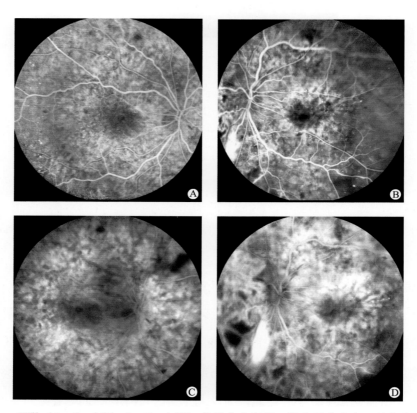

双眼（A、C. 右眼；B、D. 左眼）背景荧光斑驳，散在强荧光点、弱荧光斑片，左眼鼻侧一片无灌注区，伴团状强荧光，双眼晚期黄斑区花瓣样强荧光积存。

图 30 - 7　患者于我院初诊时 FFA 检查

IgA κ 型 M 蛋白（＋＋）。尿免疫固定电泳：游离 κ 型 M 蛋白（＋）。

骨髓形态学分析：幼稚浆细胞 6.3%，红细胞呈缗钱状排列（图 30 - 8）。

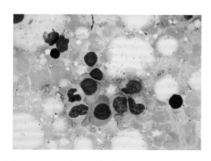

图30 –8　骨髓涂片显示幼稚浆细胞

【诊断与鉴别诊断】

本例为老年女性，双眼视力进行性下降，视功能、眼底表现无法单独用糖尿病视网膜病变及糖尿病性黄斑水肿解释，考虑为全身疾病所致。实验室检查提示贫血、高球蛋白血症，结合患者年龄，应警惕肿瘤。进一步检查见血清 IgA 明显升高，血清 M 蛋白阳性，骨髓中见幼稚浆细胞，符合"多发性骨髓瘤（multiple myeloma）"诊断。

【治疗经过】

转至血液内科，完善全身评估，予 TCD（thalidomide 沙利度胺，cyclophosphamide 环磷酰胺，dexamethasone 地塞米松）方案化疗，包括：沙利度胺 25 mg，每晚 1 次；环磷酰胺 400 mg，每周 1 次；地塞米松 40 mg，每周 1 次；阿司匹林肠溶片 0.1 g，每晚 1 次。

【随访】

TCD 方案化疗 1 个疗程后复诊，双眼视力改善，右眼视力 0.01，左眼视力 0.02，双眼玻璃体混浊减轻，眼底检查见视网膜水肿、渗出性视网膜脱离有所减轻，视网膜内出血减少，黄斑水肿及视网膜下病灶亦较前好转。OCT 检查提示双眼黄斑前膜，黄斑水肿及视网膜下液较前减轻，左眼中心凹下病灶缩小（图30 –9）。

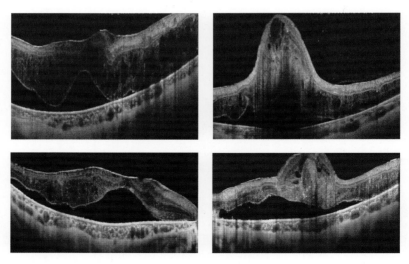

图 30 - 9　化疗 1 个疗程后（下），双眼黄斑水肿较前（上）明显好转

病例分析

　　本病例为老年女性，以双眼视物模糊起病，早期眼底检查提示视网膜内微血管瘤、出血点，以及黄斑水肿，结合糖尿病病史，容易判断为糖尿病视网膜病变、糖尿病性黄斑水肿。但随着病情进展，出现了严重的视力下降，以及无法用糖尿病视网膜病变解释的眼底改变，需考虑全身疾病的可能性。病因筛查过程中，以贫血、高球蛋白血症、血沉明显增快为突破点，将病因指向肿瘤性疾病。经过内科医生进一步检查，明确多发性骨髓瘤诊断。

　　本病例病程早期，其糖尿病病史及眼底微血管瘤、黄斑水肿具有一定迷惑性。然而回顾病史，就能发现病程初期的黄斑水肿形态与典型的糖尿病性黄斑水肿并不一致，且无硬性渗出；随着病情进展，出现了明显的玻璃体混浊、渗出性视网膜脱离及顽固的黄斑水肿；9 个月前患者血常规检查提示轻度贫血（为多发性骨髓瘤的典

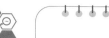

型表现之一），但当时并未得到足够重视。如在该患者的诊疗过程中充分考虑上述"不典型"之处，则有可能避免延误诊治的情况发生。文献报道，多发性骨髓瘤患者存在眼部 VEGF 水平升高的现象，故抗 VEGF 治疗有可能有效；然而主要治疗仍以全身化疗为主，化疗后黄斑水肿多能得到明显好转。本病的治疗要点是要及早诊断，避免长期黄斑水肿造成不可逆性视功能破坏。

病例点评

　　黄斑水肿的病因多样，临床上最常见的是继发于糖尿病视网膜病变、视网膜静脉阻塞、葡萄膜炎的黄斑水肿。然而在临床工作中，一旦遇到黄斑水肿形态特殊，或治疗反应不佳，需积极查找其他罕见原因，一旦明确病因，需积极采取全身治疗，必要时加强局部治疗。本病例充分体现了多学科协作在眼科诊疗过程中的优势。

参考文献

1. RAO K, MURTHY H, MURALIDHAR N S, et al. Multiple myeloma masquerading as diabetic macular oedema. BMJ Case Rep, 2018, 2018：bcr 2017223485.

2. GRANNIS C H, DEWAN V N, WANG R C. Resolution of bilateral cystoid macular edema and subfoveal serous retinal detachments after treatment with bortezomib in a patient with "smoldering" multiple myeloma. Retin Cases Brief Rep, 2014, 8（4）：348 - 351.

（王尔茜）

病例 31
双眼脉络膜骨瘤

病历摘要

【基本信息】

患者，女，31岁。主诉"双眼视力下降1年余"于2001年8月就诊我院门诊。

2000年年初，患者无明显诱因下出现双眼进行性视力下降，曾于同年10月就诊我院，查体：视力：右眼0.5，左眼0.4；双眼前节大致正常，眼底表现为双眼以视乳头和黄斑连线中点为圆心，半径5 PD大小圆形黄白色病灶，伴少量色素沉着；考虑"双眼脉络膜骨瘤"，遂行双眼眼底激光治疗（具体不详）。随后患者视力进一步下降，为进一步诊治来我院。

【眼科检查】

视力右眼0.3，左眼0.3；双眼眼压正常；眼底可见双眼以视乳头和黄斑连线中点为圆心，半径5 PD大小圆形黄白色病变区，内可见黄红色稍隆起病灶，周边视网膜见激光斑（图31-1）。

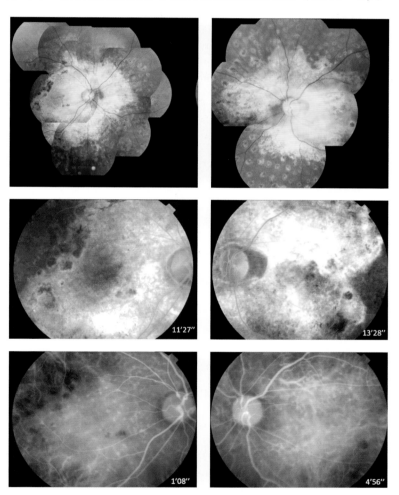

图31-1　患者2001年就诊我院时的眼底彩照、
FFA检查、ICGA检查

【辅助检查】

30°视野：双眼视野向心性缩小，伴鼻侧透亮区。CT检查示双眼球后壁盘状骨密度影。FFA检查示右眼颞下方稍有荧光素渗漏，左眼颞上、颞下病灶边缘部分渗漏。ICGA 检查显示：双眼后极部视盘与黄斑区局部脉络膜荧光明显增强伴渗漏（图31-1）。

【诊断】

双眼脉络膜骨瘤。

【治疗经过】

左眼行经瞳孔温热疗法（TTT）：颞上和颞下距视乳头 1 PD 的位置，以 810 nm 波长的半导体激光光凝各 30 处，光斑作用时长 60 s，直径 3.0 mm，能量 500 mW，以照射区无可见损伤和视网膜轻微发灰为准，治疗结束后予口服药物芦丁、维生素 C 等视网膜营养支持治疗。

【随访】

2 周后复诊时，右眼黄斑区隆起、发红，有视网膜下积液（subretinal fluid，SRF）。左眼底颞上区有少量浆液性视网膜隆起、色灰；遂行左眼第 2 次 TTT（位置、光斑参数同前），右眼第 1 次 TTT 治疗（颞下距视乳头 1 PD 处，光斑参数同左眼）；2 周后，患者双眼骨瘤较前稍低平，遂予口服芦丁、维生素 C，继续观察。2001 年 10 月，患者复诊时视力右眼 0.16，左眼 0.25，双眼脉络膜骨瘤已退行，伴机化斑，FFA 检查未见渗漏；遂行双眼 TTT 治疗（右眼颞上，左眼颞上、下，能量参数同前）。2002 年 1 月，患者复查视力右眼 0.15，左眼 0.25，双眼后极部稍暗棕色，伴瘢痕色素，微存 SRF，ICGA 检查显示病灶区晚期高渗漏，遂行双眼 TTT（位置、参数同前）。2002 年 4 月，复查双眼视力 0.2，右眼眼底微量 SRF，遂行右眼 TTT 激光治疗联合口服怡开、威氏克、维生素 B_1、维生素 C、芦丁。2002 年 9 月，患者复查视力右眼 0.12，左眼 0.1。双眼骨瘤已瘢痕机化，不透红光，只在 2 处稍有 SRF，遂予双眼第 5 次 TTT，并维持口服药物治疗。2004 年 1 月，患者复查视力右眼 0.1，左眼 0.02，双眼眼底视网膜萎缩，呈蜂窝状变薄，肿瘤较前低平，边界有色素，未见伪足样边界；FFA 检查及 ICGA 检查示双眼未见强荧光渗漏，原肿瘤处弱荧光，边缘为色素遮挡（图 31-2）；故继续口服药物保守治疗。

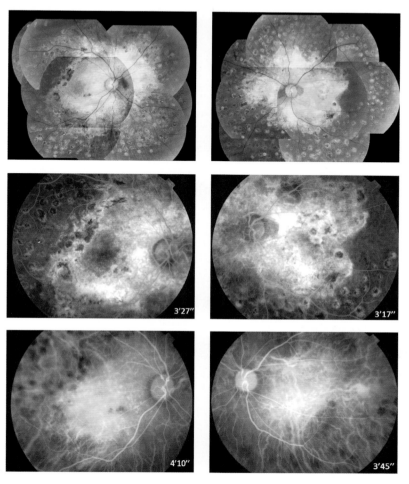

图 31-2 患者 2004 年 1 月，经 TTT 治疗后的眼底彩照、
FFA 检查、ICGA 检查图像，显示脉络膜骨瘤无明显进展

2004 年 7 月至 2016 年 3 月，患者以口服药物保守治疗，未行有创治疗。2016 年 3 月复诊时，视力右眼 HM，左眼 FC，双眼视乳头色浅（右较左更浅），右眼黄斑裂孔，双眼视网膜基本平伏，脉络膜广泛萎缩伴机化瘢痕，局部稍增殖，但无渗漏、无 SRF，脉络膜骨瘤无明显进展（图 31-3）。

213

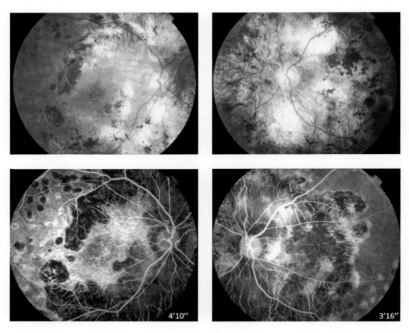

图 31 -3　患者 2016 年 3 月，双眼经 5 次 TTT 治疗 14 年后的
眼底彩照、FFA 检查图像，显示脉络膜骨瘤稳定，脉络膜及
视神经已萎缩，右眼继发黄斑裂孔

病例分析

　　此例为随访近 20 年的双眼脉络膜骨瘤患者。该患者起初因视力下降就诊我院，行激光治疗后，脉络膜骨瘤处发现视网膜下积液，造影可见骨瘤边界有渗漏，提示骨瘤具有活动性，遂开展 TTT 治疗。患者治疗过程中，双眼各进行了 5 次 TTT 治疗，每次间隔 2~3 个月，治疗持续 1 年。治疗后，患者视网膜积液明显吸收，FFA 检查中未见明显渗漏表现，视网膜逐渐瘢痕化，趋于稳定。这表明，TTT 治疗能够抑制脉络膜骨瘤的活动性，防止疾病的进展。经过 1 年的治疗后，患者由于视神经逐渐不可逆性萎缩及继发黄斑裂孔，最终导致视力下降。

脉络膜骨瘤是一种发生于脉络膜组织的良性肿瘤，主要由成熟骨组织构成。患者可以表现为视力下降、视物变形和视野缺损等，慢性视力障碍多为肿瘤表面的视网膜变性所致。肿瘤多位于视乳头附近，常累及眼底后极部，呈黄白色，可见色素沉着，肿物边缘不规则，似伪足向四周伸出，可形成视网膜下新生血管膜，伴有出血或渗出性视网膜脱离。

　　TTT是通过瞳孔，将热传至眼内进行治疗的技术，长期临床实践表明，TTT的热效应可有效抑制后极部视网膜脉络膜肿瘤的活动。本案例中，脉络膜骨瘤经激光治疗后，依旧具有活动性，且激光治疗会造成视力显著下降、视野缺损等。TTT经过局部热效应，可以更加精准、适度地作用于特定的肿瘤部位，从而在抑制肿瘤活动性的同时，减少不良反应的损伤。

　　然而，脉络膜骨瘤经治疗后，视神经的长期缺血亦会造成不可逆性损伤。本案例中，尽管患者脉络膜骨瘤得到控制，但视神经已发生缺血、缺氧，故后期采用口服药物营养支持视神经的策略。

病例点评

　　脉络膜骨瘤至今病因不明，有学者认为骨瘤与脉络膜炎有关，也有人认为是脉络膜血管瘤骨化形成，但组织病理学研究均不能证实。现在大多数学者认为脉络膜骨瘤是一种先天性迷离瘤，即中胚层组织残留在脉络膜层内，后发展成骨瘤。也有人认为可能与性激素分泌及遗传因素有关，均未经证实定论。

　　本病好发于女性，女男比例约为 4∶1；多发于健康青年人。国内资料显示，发病年龄平均为 26～39 岁，近年亦有报道小儿患者。

215

国外报道发病年龄为 6 ~ 43 岁，无种族倾向。一般无全身疾病或家族史。发病双眼居多，双侧可同时发生，有的则可间隔 4 年之久。患者常因视力下降，眼前出现旁中心暗点或复视、视物变形而来就诊。可伴有同侧偏头痛，偶尔伴有恶心、喷射性呕吐等。

脉络膜骨瘤患者眼底检查可见视乳头附近黄斑区呈圆形、椭圆形或不规则如地图状或扇贝状轻微隆起的肿物，黄白色或橘红色，边界清楚，不整齐有如伪足状。肿瘤大小从 1.5 PD × 2 PD 至 9 PD × 15 PD 不等，隆起 1.5 ~ 6.5 PD，病变表面凹凸不平，有棕色色素沉着，有时有出血。有些病例在肿瘤的表面可见由微小血管分支组成的血管丛。多数脉络膜骨瘤邻近或绕视乳头生长，很多的脉络膜骨瘤侵犯黄斑区，并可继发脉络膜新生血管及出血、浆液性视网膜脱离等。

本病的辅助检查包括 FFA、ICGA、B 超声、眼眶 CT、OCT，以及视野等。

脉络膜骨瘤需与脉络膜血管瘤、脉络膜转移癌、脉络膜恶性黑色素瘤相鉴别。

脉络膜骨瘤至今尚无有效的治疗方法。有人认为光凝封闭黄斑中心凹以外的瘤体表面血管渗漏点，有助于暂时的视力恢复。有人曾围绕肿瘤周围进行光凝，长期观察光凝后其生长缘还有发展，但也有在光凝后甚至在自然病程中脱钙的现象。当肿瘤合并脉络膜新生血管膜时可用光动力或 TTT。

肿瘤生长缓慢，若病变侵犯黄斑区，引起浆液性视网膜脱离或出血，或合并脉络膜新生血管，则视力预后不佳。当病变尚未影响黄斑，可以保持视力不变。当脉络膜骨瘤合并中周部视网膜色素变性，视力预后更差。

参考文献

1. 张晓利, 谷树严, 宋鄂, 等. 经瞳孔温热疗法治疗脉络膜骨瘤临床观察. 中国实用眼科杂志, 2017, 35 (2): 184 - 186.

2. SHIELDS C L, SHIELDS J A, AUGSBURGER J J. Choroidal osteoma. Surv Ophthalmol, 1988, 33 (1): 17 - 27.

3. ALAMEDDINE R M, MANSOUR A M, KAHTANI E. Review of choroidal osteomas. Middle East Afr J Ophthalmol, 2014, 21 (3): 244 - 250.

4. KADRMAS E F, WEITER J J. Choroidal osteoma. Int Ophthalmol Clin, 1997, 37 (4): 171 - 182.

5. PIERRO L, MARCHESE A, GAGLIARDI M, et al. Choroidal excavation in choroidal osteoma complicated by choroidal neovascularization. Eye (Lond), 2017, 31 (12): 1740 - 1743.

6. 张承芬. 眼底病学. 2 版. 北京: 人民卫生出版社, 2010: 663.

（杜 虹 王月麟）

病例 32
单眼双视神经乳头合并部分虹膜缺损及双眼脉络膜缺损

📋 病历摘要

【基本信息】

患儿，男，4岁。自幼右眼视力不佳，于2010年9月来我院就诊。患儿为第一胎，足月顺产。家中无类似疾病，父母非近亲联姻。母亲妊娠期间无药物服用史及其他疾病史。

【眼科检查】

右眼裸眼视力0.1，矫正视力0.2；左眼裸眼视力0.9。双眼眼压正常，眼球运动正常，无眼球震颤。裂隙灯显微镜检查：右眼角膜透明，前房深可，下方虹膜部分缺损，无前后粘连（图32-1），晶状体透明；左眼前节无异常。眼底检查：右眼可见2个视神经乳头，周围区域脉络膜缺损。正常的视神经乳头位于上方，下方

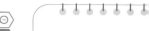

1/3 PD 略偏鼻侧有一直径 2/3 PD 的副视神经乳头，边界欠清，2 个视神经乳头各有一套视网膜中央血管系统，其间有血管相连接（图 32 - 2）。视神经乳头下方偏颞侧还可见一圆形脉络膜缺损区，大小约 1.5 PD（图 32 - 3）。左眼视神经乳头下方 2 PD 处可见一圆形脉络膜缺损区，大小约 4 PD（图 32 - 4）。

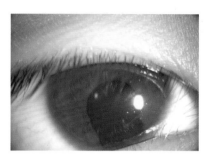

图 32 - 1 右眼下方虹膜部分缺损

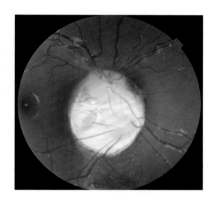

图 32 - 2 右眼正常的视神经乳头位于上方，下方 1/3 PD 略偏鼻侧有一直径 2/3 PD 的副视神经乳头

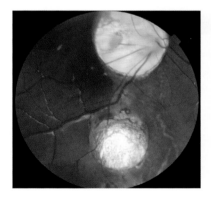

图 32 - 3 右眼视神经乳头下方偏颞侧见一圆形脉络膜缺损区，大小约 1.5 PD

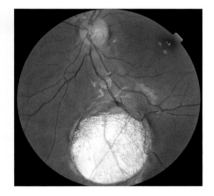

图 32 - 4 左眼视神经乳头下方 2 PD 处可见一圆形脉络膜缺损区，大小约 4 PD

【辅助检查】

OCT 检查表现：右眼视神经乳头相连的浅层视网膜与巩膜强信

号之间存在一无回声区（图 32 – 5）。副视神经乳头处主要表现为明显凹陷，其相连的深层视网膜结构反射缺失（图 32 – 6）。因患儿难以配合，未行 FFA 检查、视野检查和 CT 视神经管检查。

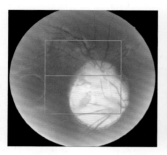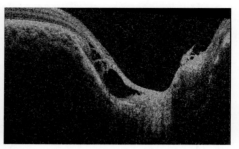

图 32 –5   OCT 检查显示右眼视神经乳头相连的浅层视网膜与巩膜强信号之间存在一无回声区

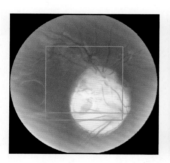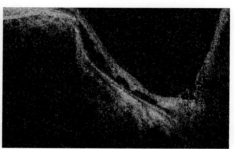

图 32 –6   OCT 检查显示右眼副视神经乳头处主要表现为明显凹陷，其相连的深层视网膜结构反射缺失

【诊断】

双视神经乳头合并部分虹膜缺损及双眼脉络膜缺损。

【治疗经过】

随诊观察。

病例分析

双视神经乳头是眼底的一种先天异常，发病原因不明，可分为真性及假性。真性双视神经乳头极为罕见，为 2 个独立的视乳头，并有各自的血管和神经系统。现有的报道多为假性双视神经乳头，即由脉络膜视网膜缺损形成的双视神经乳头外观。眼眶 CT、FFA 可以鉴别：假性视神经乳头眼眶内仅有一束视神经，FFA 检查可见一套血管供应系统。

双视神经乳头如果不伴有其他眼部异常，则中心视力及周边视野大致正常，但可查到 2 个生理盲点。个别患者还伴有其他眼部异常，如虹膜缺损、先天性白内障、瞳孔异位、脉络膜缺损等，此外还可出现斜视、眼球震颤等。

病例点评

本例为单眼双视神经乳头合并虹膜缺损，以及双眼的脉络膜缺损，右眼视力受到影响。由于本例患儿年龄太小，难以配合 FFA、视野、CT 视神经管检查，无法进一步了解其有无双眼生理盲点及双视神经孔和视神经管的情况，是本例报道的不足之处。

参考文献

1. ISLAM N, BEST J, MEHTA J S, et al. Optic disc duplication or coloboma? Br J Ophthalmol, 2005, 89：26 - 29.

2. BARBONI P, DELUIGI M, DE BONIS C, et al. Pseudodoubling of the optic disc. Arch Ophthalmol, 1998, 116：1400 - 1401.

3. 金庆新，俞江，王春美. 先天性双视乳头伴脉络膜与部分虹膜缺损一例. 中华眼科杂志，2005, 3：279 - 280.

（邹 绚）

病例 33
可逆性脑血管收缩综合征的
眼部表现

病历摘要

【基本信息】

患者，女，44 岁。主诉"双眼反复突发性黑矇伴剧烈头痛 7 天"。无眼红、眼痛及其他眼部不适。

【眼科检查】

双眼视力均为光感/10 cm，双眼瞳孔对光反射灵敏，前节大致正常（图 33-1），眼底未见异常（图 33-2）。

【治疗经过】

（1）免疫内科初诊

2015 年 7 月 22 日患者于我院免疫内科就诊，诊断为弥漫性结缔组织病（干燥综合征，系统性红斑狼疮），入院予甲泼尼龙及环

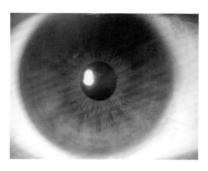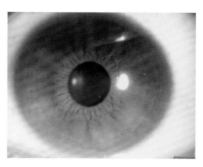

图 33 -1　双眼前节像：双眼前节大致正常

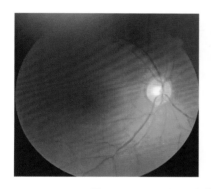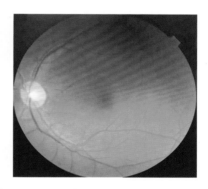

图 33 -2　双眼眼底像：双眼眼底未见异常

磷酰胺治疗，治疗过程中患者出现夜间阵发性头痛，枕部为主，性质如雷击样，疼痛评分 VAS 10 分。头颅 MRI 检查示右侧额叶、双侧顶枕部及小脑半球脑沟异常信号，伴部分皮质肿胀及异常信号（图 33 -3）。头磁共振静脉血管成像未见异常信号。腰椎穿刺检查脑脊液（cerebro spinal fluid，CSF）压力 120 mmH$_2$O，CSF 常规、生化、病原学、免疫组化（ - ）。

（2）神经内科会诊

头痛原因考虑为原发病引起的神经系统症状、狼疮脑病可能。予甲泼尼龙静脉冲击 1 g（1 次/日，3 天）、甲氨蝶呤 10 mg + 地塞米松 10 mg 鞘注治疗 1 次。5 天后患者出现间断性双眼颞侧视野缺损、视力下降，严重时不能视物，考虑原发病加重，再次予鞘注治

笔记

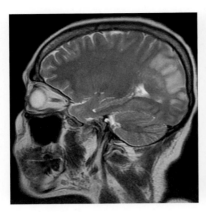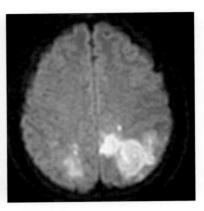

右侧额叶、双侧顶枕部及小脑半球脑沟异常信号，伴部分皮质肿胀及异常信号。

图 33 - 3　头颅 MRI 检查

疗（剂量同前），当晚患者突发双眼失明，眼部检查见前。

完善 MRA 检查提示右侧大脑前动脉 A1 段、双侧大脑后动脉 P1 段局部狭窄；左侧大脑前动脉 A1 段、双侧大脑前动脉 A2 段、右侧大脑中动脉 M2 管腔不规整（图 33 - 4）。考虑可逆性脑血管收缩综合征（reversible cerebral vasoconstriction syndrome，RCVS）可能。予患者尼莫同静脉泵入治疗后，患者头痛未再发，双眼视力提高至 0.12，双眼视野逐渐恢复（图 33 - 5），仅存在右侧同向性偏盲。复查脑 MRI 提示脑实质病灶较前缩小（图 33 - 6）。

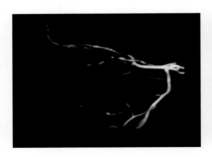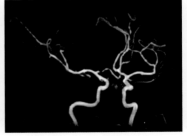

右侧大脑中动脉远端局部狭窄。

图 33 - 4　头颅 MRA 检查

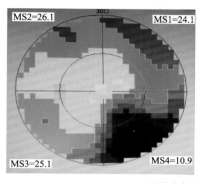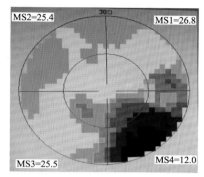

双眼右侧同向性偏盲。

图 33 -5　治疗后视野检查

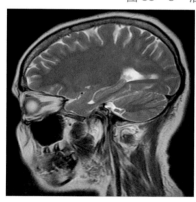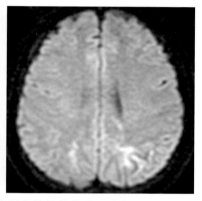

双侧顶枕部及小脑半球脑沟异常信号较前明显减小。

图 33 -6　复查头颅 MRI

【诊断】

双眼黑蒙，可逆性脑血管收缩综合征。

病例分析

1. RCVS 的定义

RCVS 又称 Call – Fleming 综合征，是一组以剧烈头痛（典型者为雷击样头痛）为特征的临床表现，伴或不伴局灶性神经功能缺损或癫痫发作的临床综合征，其病理基础是大脑动脉的可逆性收缩，多于发病后 1~3 个月恢复。

2. RCVS 的诊断和鉴别诊断

诊断标准：①急性剧烈头痛，伴有或不伴有神经系统症状；

②临床发病后超过 1 个月无新症状发生的单向病程；③ MRA、CTA 或数字减影血管造影示脑血管局部收缩；④无蛛网膜下腔出血证据；⑤脑脊液检查（蛋白质含量 < 100 mg/dL，白细胞 < 15 个/mm³，葡萄糖含量正常）；⑥临床发作的 3 个月后脑血管造影显示脑血管收缩完全或明显消失。

鉴别诊断：①蛛网膜下腔出血；②其他表现为雷击样头痛的疾病，如颅内出血、小脑梗死、颈动脉或颅内动脉夹层、巨细胞动脉炎、颅内静脉血栓及垂体卒中。

3. RCVS 的治疗和预后

治疗方面，该病具有自限性，发病过程应密切监测患者生命体征。避免诱因，对症支持治疗。首选钙离子通道拮抗剂类药物尼莫同治疗。此外应积极处理并发症。

预后方面，2/3 的患者神经功能缺损症状可完全恢复，1/3 的患者因并发症所致脑损伤遗留后遗症，严重且持续较久的大动脉收缩也可导致大面积的脑梗死，症状进展者也可致死。

病例点评

该患者双眼反复突发性黑矇伴剧烈头痛 7 天。既往有结缔组织病（干燥综合征，系统性红斑狼疮）病史。全身治疗期间双眼出现视力下降至光感，而双眼前节及眼底正常的眼部表现。MRI 提示双侧顶枕部及小脑半球脑沟异常信号。MRA 提示颅内动脉局部收缩。结合眼部检查与全身影像学检查符合皮质盲的临床表现，瞳孔检查是诊断和鉴别诊断的关键。此外，掌握全科疾病的病理机制及治疗原则，关注系统疾病的眼部表现是至关重要的。

参考文献

1. CAPPELEN – SMITH C, CALIC Z, CORDATO D. Reversible cerebral vasoconstriction syndrome: recognition and treatment. Curr Treat Options Neurol, 2017, 19 (6): 21.

（姜 洋）

病例 34
狼疮性脉络膜病变

【基本信息】

患者，女，67岁。主诉"发热、关节痛25年，胸闷、水肿3个月"于2008年2月5日就诊于风湿免疫科，诊断"系统性红斑狼疮（SLE）、狼疮肾炎、血液系统及神经系统受累不除外"。2018年2月12日因"继发性干燥综合征、口服羟氯喹"请眼科会诊，评价眼干及是否存在羟氯喹相关眼底病变。

既往史：SLE病史25年，继发性干燥综合征病史23年，口服大剂量泼尼松，逐渐减量至10 mg/d后长期维持。2017年12月始，出现蛋白丢失性肠病、低蛋白血症，予白蛋白静脉输注、甲泼尼松龙（2018年1月25日开始80 mg，每日1次）、CTX（0.4 g，静脉

227

注射，每周 1 次）；高血压病史 22 年，血压最高 170/90 mmHg，口服药血压控制可。可疑心绞痛发作，否认冠心病、糖尿病病史，青霉素过敏史。余个人史、家族史无特殊。

【体格检查】

生命体征平稳。双肺呼吸音浊，双侧肺下界上移；心界叩不清，心音低；右下腹压痛、可疑腹膜刺激征，移动性浊音（+），液波震颤（+）。四肢肌力减弱，肢体远端皮温下降，深反射减弱；腰骶部、双下肢可凹性水肿。

【眼科检查】

2018 年 2 月 12 日，查视力右眼 0.25，左眼 0.2；眼压：右眼 13 mmHg，左眼 14 mmHg；双眼角膜清亮，前房中深，无明显前节炎症，瞳孔圆，对光反射（+），晶状体无明显混浊；眼底：双眼视乳头水肿，动脉纤细，视网膜豹斑状色素（图 34-1）。OCT 检查提示双眼视网膜神经上皮水肿，黄斑区少量视网膜下积液；视野检查提示双眼不规则视野缺损，鼻上为相对透亮区，右眼重于左眼（图 34-2）。FFA 检查显示双眼豹斑状眼底改变，晚期后极部可见轻度荧光素染料积存（图 34-3）。

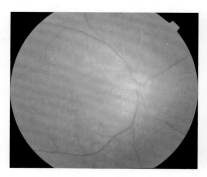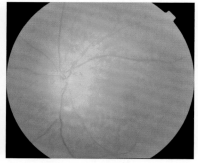

双眼视乳头水肿，动脉纤细，视网膜豹斑状色素。

图 34-1 眼底彩照（2018 年 2 月 12 日）

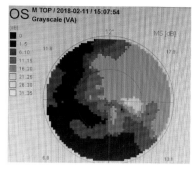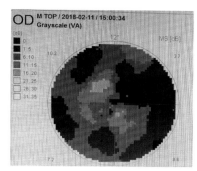

双眼不规则视野缺损，鼻上为相对透亮区，右眼重于左眼。

图 34 −2　视野检查（30°）（2018 年 2 月 12 日）

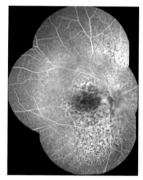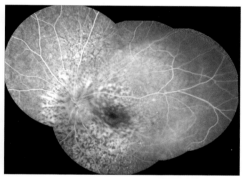

双眼豹斑状眼底改变，晚期后极部可见轻度荧光素染料积存。

图 34 −3　FFA 检查（2018 年 2 月 12 日）

2018 年 2 月 19 日再次眼科会诊，自述视力逐渐下降，查体：右眼视力 0.1，左眼视力 0.05；眼底：双眼视乳头水肿较前加重（图 34 −4）。再次行视野检查：双眼视野损害加重（图 34 −5）。FFA 检查结果大致同前（图 34 −6）。

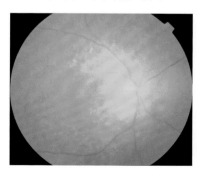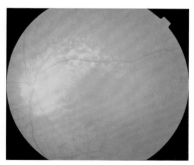

双眼视乳头水肿较前加重。

图 34 −4　眼底彩照（2018 年 2 月 26 日）

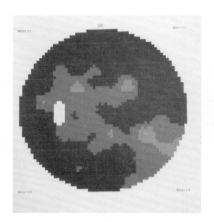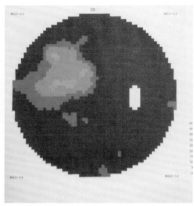

双眼视野损害加重。

图 34 - 5　视野检查（LVC）（2018 年 2 月 22 日）

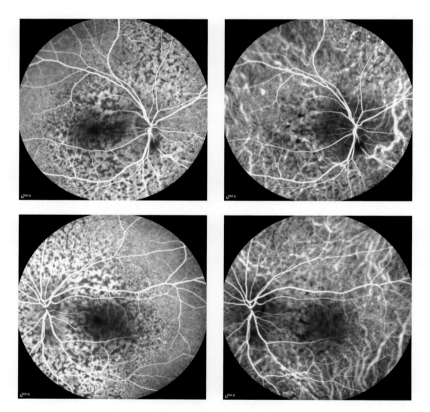

与前次比较无明显变化。

图 34 - 6　FFA 检查（2018 年 2 月 26 日）

【辅助检查】

头颅 MRA：右胚胎型大脑后动脉，右椎动脉纤细，末端未见明显显示。头颅 MRI：右侧额叶皮质、左侧半卵圆中心分水岭区多发的新发小梗死灶；双侧侧脑室旁及大脑皮质下白质多发斑片状缺血性高信号；左侧额叶微出血灶；老年性脑改变。颈动脉彩超：左侧颈动脉粥样硬化伴多发斑块形成。血沉：36 mm/h。

【诊断】

双眼狼疮性脉络膜病变。

【治疗经过】

甲泼尼龙 500 mg，静脉滴注，每日 1 次，3 日；后改为甲泼尼龙（美卓乐）32 mg，每日 1 次，每 10 天减量 2 mg；前列地尔（凯时）10 μg，静脉滴注，每日 1 次。

【随访】

患者视力逐渐提高。EDI - OCT（2018 年 3 月 28 日）检查：双眼 SRF 较前有所吸收（图 34 - 7）。眼科门诊复诊（2018 年 7 月 2 日）：右眼视力 0.5，左眼视力 0.5；眼底检查：双眼视乳头边界清，视乳头水肿消退，后极部散在视网膜下黄色颗粒状病灶（图 34 - 8）。OCT 检查显示视网膜下积液完全吸收，视网膜下颗粒状隆起（图 34 - 9）。FFA 检查：双眼椒盐状改变（图 34 - 10）。

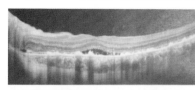
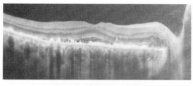
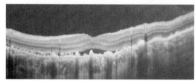
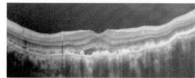

双眼仍有 SRF。

图 34 - 7　　OCT 检查（2018 年 3 月 28 日）

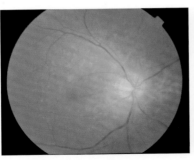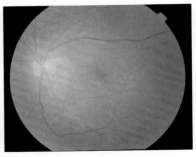

双眼视盘边界清，视乳头水肿消退，后极部散在视网膜下黄色颗粒。

图 34 - 8　眼底彩照（2018 年 7 月 2 日）

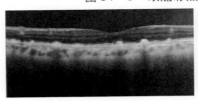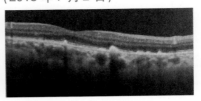

双眼视网膜下积液完全吸收，视网膜下颗粒状隆起。

图 34 - 9　OCT 检查（2018 年 7 月 2 日）

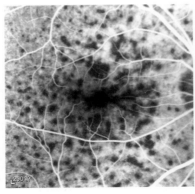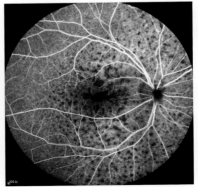

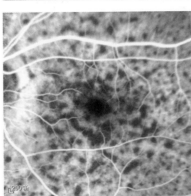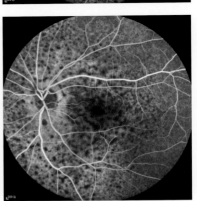

双眼椒盐状改变。

图 34 - 10　FFA 检查（2018 年 7 月 2 日）

病例分析

　　系统性红斑狼疮患者约 1/3 可有眼部受累，可由炎症的活动或者是治疗的不良反应导致。狼疮性脉络膜病变（lupus choroidopathy）是一种少见的眼部表现，常见于狼疮高度活动的患者，常伴发中枢神经系统或肾受累，病变可只累及脉络膜或同时累及视网膜。可能的发病机制包括免疫复合物在脉络膜毛细血管的沉积或自身抗体对视网膜色素上皮的攻击，导致液体渗漏积聚于视网膜下，发生血栓性小血管病变，狼疮继发高血压能参与其发病或者进一步加重脉络膜病变。

　　狼疮性脉络膜病变通常为双眼急性起病，也可单眼发病或双眼严重程度不一致。发病时一般处于狼疮活动期，伴有肾炎及中枢系统血管炎的活动。常见的症状为视力下降，也可出现眼前黑影遮挡，一般不伴眼红、眼痛。眼部检查前节大多无异常，眼底主要表现为单灶或者多灶性浆液性视网膜脱离和（或）色素上皮脱离（pigment epithelial detachment，PED），可伴有视网膜血管炎、棉絮斑（cotton‐wool spot，CWS）、视网膜出血、视乳头水肿等，也有以急性房角关闭为首发症状的报道。另外一个极罕见但严重的表现为视网膜中央动脉及静脉阻塞。眼底可表现为豹斑样，但较为少见。

　　OCT 检查见多发神经上皮脱离或 PED、视网膜内积液、脉络膜增厚、黄斑水肿；恢复期可见视网膜内及视网膜下液吸收，遗留外层视网膜的点状高反射渗出。FFA 检查见多灶性点状荧光素渗漏和神经上皮下染料积存、视乳头强荧光，RPE 渗漏也被认为是视网膜神经上皮下积液的原因。ICGA 检查表现主要包括：早期一过性局

233

灶性弱荧光、脉络膜充盈迟缓、大血管边界模糊迂曲、晚期弥漫强荧光、持续性边界不清的脉络膜弱荧光灶、中期到晚期出现的簇状针尖样强荧光点等，这些脉络膜低灌注的表现则是脉络膜血管病变、缺血的证据。在继发性房角关闭的患眼中，B 超提示有脉络膜脱离，UBM 可发现睫状体水肿、前房浅及房角关闭。睫状体脉络膜渗出导致液体积聚于脉络膜上腔可引起脉络膜脱离，而睫状体水肿、前旋可引起晶状体虹膜隔前移、悬韧带松弛、晶状体增厚，最终导致前房变浅。

诊断及鉴别诊断：

（1）中心性浆液性脉络膜视网膜病变（central serous chorioretinopathy，CSC）：也可表现为脉络膜增厚、神经上皮下积液，且狼疮患者长期大剂量口服激素，也有诱发 CSC 的可能性，但两者的治疗方案完全相反，因此需重点鉴别。可根据多模态影像学进行鉴别：ICGA 表现为脉络膜低灌注及局灶针尖样强荧光、FFA 表现为大量针尖样渗漏点及视乳头强荧光、OCT 表现为外层点状高反射渗出均为狼疮性脉络膜病变的特征，但除视乳头强荧光外 CSC 亦可出现相应改变。

（2）药物毒性：狼疮患者可同时口服多种药物，包括羟氯喹等对视网膜有损害的药物，但药物性视网膜损伤相对发病较缓，一般不出现渗出性视网膜脱离。

（3）高血压性视网膜病变：严重的高血压视网膜病变亦可表现为视乳头水肿，后极部视网膜脱离，而且狼疮性脉络膜病变可同时合并高血压视网膜病变，应注意鉴别。但高血压视网膜病变一般视力损伤较轻，且血压控制后可迅速缓解。

（4）其他：Vogt – 小柳原田病、原发性闭角型青光眼等，全身多系统改变有助于鉴别。

一般需要非常积极地加强全身免疫抑制治疗，常采用糖皮质激素冲击治疗。部分患者在积极治疗后预后较好，但延误治疗或合并严重并发症如视网膜动静脉阻塞则预后差。严重狼疮性脉络膜病变如合并狼疮肾炎和中枢系统受累，则预后不佳，可短期内就发展至肾衰竭而需要透析治疗，甚至因严重并发症死亡。

🏥 病例点评

患者为中老年女性，20 余年 SLE、干燥综合征病史，因"胸闷、水肿 3 个月"入住风湿免疫科，入院后诊断为"狼疮肾炎、血液系统及神经系统受累不除外"。住院期间出现双眼视力明显下降，眼底表现为双眼视乳头水肿、动脉痉挛、豹斑状眼底、后极部视网膜下积液，血压控制尚可，考虑急性狼疮性脉络膜病变诊断基本明确。需要注意的是，此病罕见，容易被眼科医生误诊为常见的 CSC。本患者出现豹斑状眼底改变，这种表现在以往文献中也有报道，笔者认为可能是脉络膜小叶梗塞引起的继发性色素改变。其他一些疾病也可能引起豹斑样眼底改变，包括葡萄膜渗漏综合征、梅毒性葡萄膜炎、原发性眼内淋巴瘤、严重的高血压视网膜病变、双侧弥漫性葡萄膜黑色素细胞增殖（BDUMP）、器官移植脉络膜病变、新生儿肾上腺脑白质营养不良等，但这些情况均非常罕见。

参考文献

1. PALEJWALA N V, WALIA H S, YEH S. Ocular manifestations of systemic lupus erythematosus: a review of the literature. Autoimmune Dis, 2012, 2012: 290898.

2. SHOUGHY S S, TABBARA K F. Ocular findings in systemic lupus erythematosus. Saudi J Ophthalmol, 2016, 30 (2): 117 – 121.

3. ARONSON A J, ORDOÑEZ N G, DIDDIE K R, et al. Immune – complex deposition

in the eye in systemic lupus erythematosus. Arch Intern Med, 1979, 139 (11):
1312 – 1313.

4. SCHWARTZ M M, ROBERTS J L. Membranous and vascular choroidopathy: two
patterns of immune deposits in systemic lupus erythematosus. Clin Immunol
Immunopathol, 1983, 29 (3): 369 – 380.

5. MATSUO T, NAKAYAMA T, KOYAMA T, et al. Multifocal pigment epithelial
damages with serous retinal detachment in systemic lupus erythematosus.
Ophthalmologica, 1987, 195 (2): 97 – 102.

6. HANNOUCHE D, KOROBELNIK J F, COCHEREAU I, et al. Systemic lupus
erythematosus with choroidopathy and serous retinal detachment. Int Ophthalmol,
1995, 19 (2): 125 – 127.

7. NGUYEN Q D, UY H S, AKPEK E K, et al. Choroidopathy of systemic lupus
erythematosus. Lupus, 2000, 9 (4): 288 – 298.

8. HAN Y S, MIN YANG C, LEE S H, et al. Secondary angle closure glaucoma by
lupus choroidopathy as an initial presentation of systemic lupus erythematosus: a case
report. BMC Ophthalmol, 2015, 15: 148.

9. SUN H S, KONG X Y, BAI Y Y, et al. Secondary acute angle closure attack as an
initial presentation of a novel type of systemic lupus erythematosus. Lupus, 2019, 28
(13): 1594 – 1597.

10. NISHIGUCHI K M, ITO Y, TERASAKI H. Bilateral central retinal artery occlusion
and vein occlusion complicated by severe choroidopathy in systemic lupus
erythematosus. Lupus, 2013, 22 (7): 733 – 735.

11. KOUPRIANOFF S, CHIQUET C, BOUILLET L, et al. OCT follow – up of systemic
lupus erythematosus choroidopathy. Ocul Immunol Inflamm, 2010, 18 (2):
113 – 115.

12. EDOUARD S, DOUAT J, SAILLER L, et al. Bilateral choroidopathy in systemic
lupus erythematosus. Lupus, 2011, 20 (11): 1209 – 1210.

13. OZTURK B, BOZKURT B, KARADEMIR Z, et al. Follow – up of lupus

choroidopathy with optical coherence tomography. Lupus, 2011, 20 （10）: 1076 – 1078.

14. HASANREISOGLU M, GULPINAR IKIZ GD, KUCUK H, et al. Acute lupus choroidopathy：multimodal imaging and differential diagnosis from central serous chorioretinopathy. Int Ophthalmol, 2018, 38 （1）: 369 – 374.

15. GHARBIYA M, BOZZONI – PANTALEONI F, AUGELLO F, et al. Indocyanine green angiographic findings in systemic lupus erythematosus choroidopathy. Am J Ophthalmol, 2002, 134 （2）: 286 – 290.

（梁安怡　赵　潺）

病例 35
治不好的"弱视"

病历摘要

【基本信息】

患儿，男，11 岁。主诉"双眼视力下降 4 年余"。

现病史：4 年前家长发现患儿双眼无痛性视力逐渐下降，左眼较右眼重，未予任何检查及治疗；3 年前就诊当地医院，诊断为"双眼屈光不正，左眼弱视"，给予弱视训练，效果不佳，视力进一步下降。为求进一步诊治，就诊我院眼科门诊。

既往史：足月剖腹产，否认产伤、窒息、外伤史，否认吸氧史，否认毒物、放射物接触史，否认特殊服药史，否认眼部手术史，家族中无遗传病史。否认眼部遮盖史。

【眼科检查】

最佳矫正视力：右眼：$-0.50\,DS/-0.75\,DC\times165°\to0.6$；左眼：$-1.00\,DS/-1.25\,DC\times15°\to FC$；眼位：左眼外斜35°；眼球运动各方向到位，RAPD（$-$）；双眼前节大致正常。眼底：右眼视乳头边界欠清，颞侧颜色稍淡，左眼视乳头界清，颜色淡，双眼视网膜血管走行大致正常，未见明显渗出、出血等异常（图35－1）。全身体格检查：患儿额部不对称，左侧轻度隆起，其余未见异常。

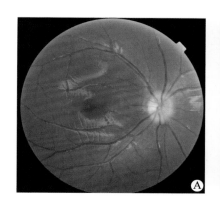
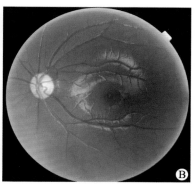

A. OD；B. OS。

图35－1　双眼彩色眼底照相

【辅助检查】

患儿于我院进一步行视野（图35－2）、OCT（黄斑＋视乳头）（图35－3、图35－4）、VEP（图35－5）、视神经孔CT平扫＋矢状重建（图35－6）等多种辅助检查后，考虑骨纤维异常增殖症可能大，进一步行核医学全身骨显像及血清学检查。全身骨显像检查发现：鼻骨、颅底骨符合骨纤维异常增殖（图35－7），并与内分泌、神经外科、骨科等多科会诊，综合各科意见需要排除 Mc Cune Albright 综合征，再次血清学检查示：生长激素、IGF－1、甲状腺激素、睾酮、促肾上腺皮质激素、催乳素等均未见明显异常。

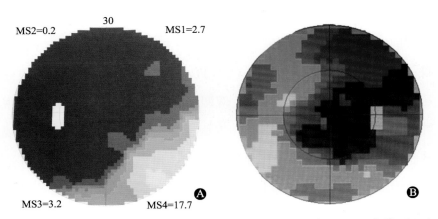

A. 左眼（OS）（Octopus 视野计，LVC 程序）鼻下透亮区；B. 右眼（OD）（Octopus 视野计，TOP 程序）中心暗点及颞侧缺损。

图 35 - 2　视野检查

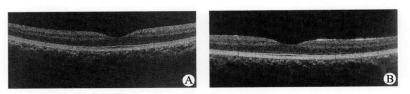

图 35 - 3　OCT 检查示双眼黄斑区大致正常（A. 右眼；B. 左眼）

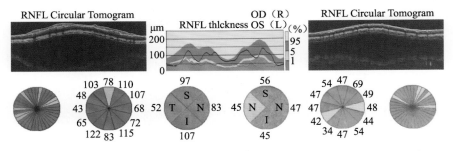

右眼颞侧神经纤维层变薄，左眼颞侧、上方、下方明显变薄，鼻侧略变薄。

图 35 - 4　首诊 OCT 检查

【诊断】

①双眼压迫性视神经病变；②双眼视神经管狭窄；③左眼外斜视；④骨纤维异常增殖症（多骨型）；⑤双眼屈光不正。

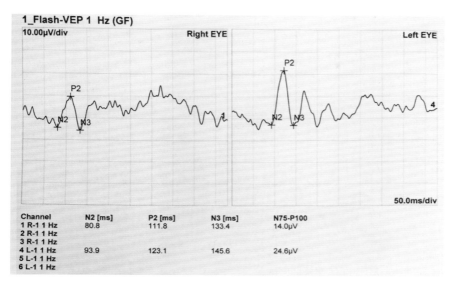

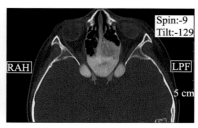

右眼 P100 潜伏期正常，振幅减低；左眼 P100 潜伏期较右眼轻度延迟，振幅无减低。

图 35 −5　VEP 检查

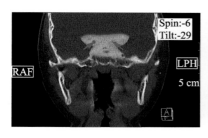

双侧视神经孔狭窄，左侧横径 2 mm，右侧横径 2.5 mm，双侧蝶骨、筛骨、鼻甲等多发骨质膨胀性改变，密度欠均匀，伴骨质密度增高，内见磨玻璃密度影。印象：颅骨多发异常改变，符合骨纤维异常增殖症，双侧视神经孔狭窄（箭头所示）。

图 35 −6　视神经孔 CT 平扫 + 矢状重建

【诊断依据】

本例患儿以慢性、进行性、无痛性双眼视力下降为主诉，既往史无殊，查体发现：患儿额部不对称，左侧隆起；左眼眼位、双眼视乳头异常，眼部辅助检查提示双眼视野、VEP 异常，双眼视神经纤维变薄，综合患者病史、症状体征及辅助检查考虑双眼视神经病

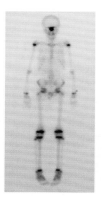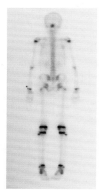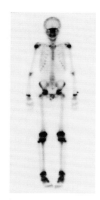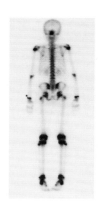

鼻骨、颅底放射性摄取增高，余骨骼摄取好，显影清晰。

图 35 - 7　核医学全身骨显像

变可能性大，具体鉴别思路如下。

思路 1：视神经病变病因复杂，需要鉴别遗传性、压迫性、炎症性、外伤性、缺血性、中毒性视神经病变。本患儿起病年龄约 7 岁，慢性起病，逐渐进展，双眼呈渐进性、无痛性视力下降，根据双眼发病、起病年龄、起病急慢、无眼球转动痛等，暂可排除炎症性及缺血性视神经病变；患儿及家属否认外伤史，否认毒物、放射物接触史，故暂不考虑外伤性及中毒性视神经病变；此外，患儿的亲姐姐、父母均未患有类似症状或其他眼部异常，患儿双眼视神经病变不对称，故遗传性视神经病变可能性较小。由此，推断本例患儿双眼压迫性视神经病变可能性大，需要进一步进行影像学检查。

思路 2：视神经孔 CT 平扫 + 矢状重建提示双眼骨性视神经孔狭窄，头部 CT 检查未见明显占位性病变，故进一步鉴别骨性压迫性视神经病变的性质。具体鉴别详见表 35 - 1。其中，骨纤维异常增殖症较为常见，颅面部病变常易侵犯蝶骨、筛骨，而视神经管是由蝶骨小翼环绕而成。骨纤维异常增殖症患者常累及蝶骨造成视神经管缩窄，进而以视功能障碍等眼部症状首诊于眼科。

表 35 - 1 骨性病变的鉴别诊断

疾病	病因	部位	人群	主要特征
骨纤维异常增殖症	先天性	全身骨 单骨或多骨	任何年龄	骨生长发育停滞于未成熟阶段（编织状骨小梁） 髓腔弥漫性闭塞膨大，CT 显示边界模糊，磨玻璃密度影
骨化纤维瘤	先天性	颅骨 单骨常见	青少年/ 儿童多见	可发育成熟（板层骨小梁，外围见骨母/破骨细胞） 膨胀性生长，边界清楚
骨硬化病	先天性	颅骨 多骨常见	幼儿（恶）/ 成人（良）	骨密度↑、脆性↑→易骨折，有家族史 可伴贫血、眼萎缩、耳聋及血酸性磷酸酶升高
骨嗜酸性肉芽肿	不明： 炎性？ 自身免疫？	颅骨、肋骨 单骨常见	青少年/ 儿童多见	头部可触软组织肿块 伴白细胞↑、嗜酸性粒细胞↑、ESR↑ 有自愈倾向

本例患者血清学检测大致正常，且视神经孔 CT 平扫 + 矢状重建提示：多发骨质膨胀性改变，密度欠均匀，内见磨玻璃密度影。故更加符合骨纤维异常增殖症特征。

思路3：鉴别是骨纤维异常增殖症还是以骨纤维异常增殖症为表现之一的 Mc Cune Albright 综合征。骨纤维异常增殖症主要可分类为单骨型、多骨型：①单骨型：单个或多个损害累及一块骨骼，可进一步分为单骨单发或单骨多发型。皮肤色素沉着不多见，血钙、血磷和碱性磷酸酶大多处于正常范围。②多骨型：病变常侵犯多个骨骼，需要仔细检查，避免遗漏无症状的病灶。多骨型有时见皮肤的色素沉着，可呈典型的牛奶咖啡斑。典型的 McCune Albright 综合征：表现为多骨型骨纤维异常增殖症、皮肤牛奶咖啡斑，伴有内分泌紊乱（如性早熟、肢端肥大症、甲状腺功能亢进症）。结合本例患者全身查体：未见咖啡牛奶斑，各项激素等内分泌检测指标大致正

笔记

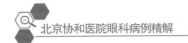

常，无性早熟等异常体征，且影像学检查提示累及蝶骨、筛骨多个骨骼，故最终确诊为骨纤维异常增殖症（多骨型）。

【治疗经过】

对病变较小或无症状骨纤维异常增殖症者，可暂不手术，需密切随访观察。病变发展较快、伴有明显畸形和功能障碍者，应视为手术指征。根治性切除虽为最佳治疗方法，但可导致功能障碍与美容缺陷。尤其对邻接颅底及颅内重要神经、血管部位的病变，不要过分切除，以免发生意外。但病变仅部分切除又易于复发。故本病手术治疗需要综合考虑多种因素，个性化制订手术方案。鉴于患者双眼视神经明显受压，一只眼接近失明，而且病情进展严重，向患儿及家长交代病情并反复沟通，最终予以"左额颞开颅骨纤维异常增殖部分切除及视神经管开放减压术"。手术顺利，无特殊并发症发生。

【随访】

术后 2 个月复查：BCVA：右眼 0.8，左眼 0.02；左眼外斜 35°，余前节大致正常，眼底同前未见明显改变。除视力外，视野也较前明显改善（图 35 - 8）。

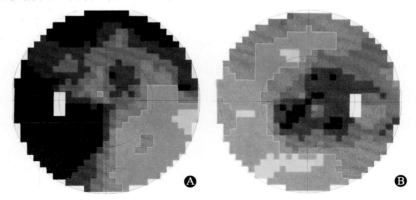

A. 较术前相比，术后左眼视野（Octopus 视野计，TOP 程序）鼻下透亮区范围较前增大，中心缺损程度较前减轻；B. 右眼视野（Octopus 视野计，TOP 程序）与术前右眼视野情况相近。

图 35 - 8　术后视野检查

病例分析

骨纤维异常增殖症是由纤维组织及不成熟网织骨替代正常骨组织的一种良性肿瘤样疾病。主流观点认为，该病理改变于出生前已经发生，在任何年龄可以发病，成年后一般进展缓慢。早期可以没有临床症状，但是随着病情的进展，负重骨可以出现畸形、病理性骨折，而颅面部多出现不对称的"异常隆凸"、突眼等。此外，病变常易侵犯蝶骨、筛骨，而视神经管是由蝶骨小翼环绕而成，故部分骨纤维异常增殖症患者以视功能障碍等眼部症状首诊于眼科。

结合上述病例提示，临床中关于弱视的诊断需要谨慎，一定要排除眼部器质性疾病。诊断思路要清晰，对于累及视路相关的疾病，影像学检查是"有力武器"。神经眼科部分疾病常与全身疾病有着密切联系，需要医生不断完善、巩固知识储备，丰富临床经验。

病例点评

本例患儿以慢性、渐进性、无痛性视力下降为主要表现。临床诊断双眼视神经萎缩明确。儿童视神经萎缩的病因诊断较为复杂。除眼部辅助检查外，眼眶或视神经影像学检查是首要的鉴别诊断手段。在影像学检查出现明显异常时，就很容易做出诊断。此外，对于儿童视神经萎缩病例，也要考虑先天性病变或遗传类疾病。值得注意的是，本例患者长期以来被误诊为弱视，进行了3年的弱视治疗，仍有进一步的视力下降。这一段时间患儿由于误诊延误了治疗时机，最终造成了不可逆的视功能损害，这是临床医生不愿看到的。希望以此为戒，对儿童不明原因的视力下降给予高度的重视。

（丑玉宇　王旭倩　马瑾）

245

病例 36
双眼先天性青光眼

病历摘要

【基本信息】

患儿，男，3 个月。主因"双眼畏光、流泪，喜揉眼 1 个月"入院。

患儿 1 个月前无明显诱因出现双眼畏光、流泪，喜揉眼，就诊于当地医院，诊断为"双眼内眦赘皮，下睑倒睫"，予抗生素滴眼液治疗后，症状进一步加重，再次就诊当地医院，发现双眼角膜直径增大，眼压高（约 30 mmHg），诊断为"双眼先天性青光眼"，予局部降眼压药物治疗，派立明（双眼，每日 3 次），适利达（双眼，每晚 1 次），眼压控制不佳，建议转至上级医院行手术治疗。家属遂携患儿至我院进一步诊治。患儿足月顺产，无全身及眼部其

笔记

他异常。无过敏史。家族史无特殊。

【体格检查】

入院后患儿一般情况良好，生命体征正常，心肺正常，肝、脾肋下未触及，神经系统正常。

【眼科检查】

患儿畏光、流泪、眼睑痉挛（图36－1）。双眼视力检查不能配合，双眼可追光。口服水合氯醛后手持 Perking 眼压计测得右眼眼压 32 mmHg，左眼眼压 30 mmHg。右眼角膜横径 12.5 mm，垂直径 11.5 mm。左眼角膜横径 12 mm，垂直径 11.5 mm。手持裂隙灯下观察双眼角膜水肿，基质灰白混浊（图36－2），右眼可见 Haab 条纹（图36－3），左眼未见 Haab 条纹，双眼前房深，瞳孔等大同圆，对光反射灵敏。双眼视乳头边界清楚，色橘红，右眼 C/D 0.5，左眼 C/D 0.3。

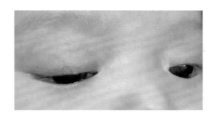

图36－1　患儿畏光、流泪、眼睑痉挛，角膜直径增大

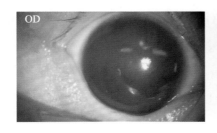
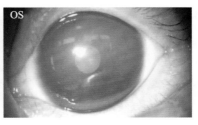

图36－2　患儿角膜直径增大，水肿，基质灰白混浊

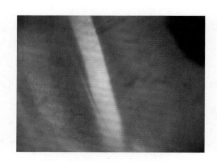

图 36 - 3　角膜 Haab 条纹

【辅助检查】

房角镜下双眼前房角入口约 30°，虹膜平坦，虹膜根部插入点靠前，睫状体带观察欠清，色素 I 级。B 超检查：双眼玻璃体及视网膜未见明显异常。A 超测量眼轴长度：右眼 22.04 mm，左眼 21.54 mm。

【诊断】

双眼原发性先天性青光眼。

【治疗经过】

间隔 1 周先后在全身麻醉下行双眼小梁切开术，术中利用小梁切开刀沿角巩膜缘插入 Schlemm 管推进约 2 个钟点位后旋入前房，然后取出小梁切开刀向另一侧行类似操作，最终切开约 120° Schlemm 管内壁和小梁网，手术顺利。术后予妥布霉素，1% 泼尼松龙滴眼液联合治疗。术后无明显前房积血。术后 1 周患儿眼压：右眼 11.5 mmHg，左眼 12 mmHg。角膜水肿，前房深，瞳孔及虹膜纹理观察欠清。术后 1 个月患儿眼压：右眼 8.5 mmHg，左眼13.5 mmHg。角膜透明，局限轻度水肿，前房深，虹膜纹理观察清晰。

病例分析

此例为典型的先天性青光眼患儿的症状、临床表现、手术治疗及预后效果。先天性青光眼临床中较为少见，多为散发病例，男孩略多于女孩，家族遗传模式在 10%～40% 的病例中可见。该患儿具备先天性青光眼畏光、流泪、眼睑痉挛的典型症状和扩大、混浊的角膜，以及 Haab 条纹、高眼压等典型临床表现，这些也是大多数患者前来就诊的主要原因。遗憾的是仍有不少人对这些症状和体征缺乏足够的认识，家长也会忽视这种情况，致使患儿不能及时就诊。当眼科医生对此认识不够时，则会造成误诊、漏诊，从而延误治疗。本病例患儿在首次就诊时就被漏诊，婴幼儿在就诊时，往往哭闹或不能配合检查，因此需要医生更为耐心、细致地检查，必要时应予以镇静或麻醉后检查，避免误诊、漏诊。

先天性青光眼需要与先天性大角膜、先天性遗传性角膜内皮营养不良、产伤引起的角膜后弹力层断裂、新生儿泪囊炎、先天性视乳头小凹、视神经发育不良等相鉴别。

通常患儿在镇静或麻醉下进行全面的眼科检查，包括眼压、角膜直径、前房角、视乳头等，有条件的情况下进行角膜厚度、前节/眼底照相、超声检查、眼轴测量，一般都能对先天性青光眼做出明确诊断。病史的询问对疾病的诊断和鉴别也很重要，例如患儿是否敏感易怒、体重减轻，外出阳光下是否流泪，角膜是否有间断或持续的混浊，以及患儿的手术治疗史、家族病史、用药及过敏史等。

病例点评

目前先天性青光眼的治疗原则是一经确诊应当及早进行手术，而药物治疗仅作为辅助的降眼压手段。房角手术是目前儿童青光眼的首选手术方法，主要包括房角切开术和小梁切开术，其不同于传统滤过手术通过造瘘建立房水引流旁路，而是通过切开小梁网，在前房和 Schlemm 管之间建立直接的沟通，从而改善房水流出能力，降低眼压。

本例患儿由于角膜水肿混浊而不能清楚看到房角结构，因此没有选择房角切开术，而选择了小梁切开术。如果有必要，医生可以考虑在颞侧手术来保留上方的结膜，以备将来可能的滤过手术之用。随着手术技术和器械的进步，近年来一些改良的小梁切开术也开始应用于临床，如缝线或照明微导管环周小梁切开术、粘弹剂小梁切开术、房角镜辅助腔内小梁切开术等，并且都获得了较为理想的治疗效果。

房角切开术和小梁切开术对原发性先天性青光眼的治疗效果良好且相似，成功率可达 80% 以上。因此其中一种手术失败后，通常不再施行另一种手术，可以选择小梁切除术或房水引流装置植入手术，对于视功能不佳的晚期病例还可以考虑内路或外路睫状体破坏类手术。

房角切开术和小梁切开术很少发生严重的手术并发症，前房积血是术后最为常见的并发症，但通常没有临床意义，短时间即可吸收。仅当大量血液回流到前房并导致继发性眼压升高时，需考虑行前房冲洗。此外 2 种手术都有可能损伤虹膜或晶状体，小梁切开术后有可能发生虹膜根部离断、角膜后弹力层脱离等少见并发症。仔细的选择病例、适当的术前准备、熟悉眼前段和房角结构，以及一丝不苟的手术操作，可以避免大部分房角手术的并发症。

术后随访对于先天性青光眼患者来说也是至关重要的，随访时需要判断手术的成功与否和并发症的发生情况。建议术后 1 个月全身麻醉下进行一次全面的眼科检查，包括眼压、角膜直径、房角状况、眼轴、视神经等，术后 1 年内每 3 个月复查 1 次。术后 2 年每 6

个月复查1次，其后每年复查。此外，术后复查还应重视斜弱视及屈光不正（参差）的矫正治疗，以改善先天性青光眼患者的视功能。

参考文献

1. FUNG D S, ROENSCH M A, KOONER K S, et al. Epidemiology and characteristics of childhood glaucoma: results from the Dallas Glaucoma Registry. Clin Ophthalmol, 2013, 7: 1739 – 1746.

2. DIETLEIN T S, JACOBI PC, KRIEGLSTEIN G K. Assessment of diagnostic criteria in management of infantile glaucoma. An analysis of tonometry, optic disc cup, corneal diameter and axial length. Int Ophthalmol, 1996, 20: 21 – 27.

3. EL – SHEIKHA O Z, ABDELHAKIM M, ELHILALI H, et al. Is viscotrabeculotomy superior to conventional trabeculotomy in the management of Egyptian infants with congenital glaucoma? Acta Ophthalmol, 2015, 93: e366 – e371.

4. GIRKIN C A, MARCHASE N, COGEN M S. Circumferential trabeculotomy with an illuminated microcatheter in congenital glaucoma. J Glaucoma, 2012, 21: 160 – 163.

5. MENDICINO M E, LYNCH M G, DRACK M G, et al. Long – term surgical and visual outcomes in primary congenital glaucoma: 360° trabeculotomy versus goniotomy. J AAPOS, 2000, 4: 205 – 210.

6. WALTON D S, KATSAVOUNIDOU G. Newborn primary congenital glaucoma: 2005 update. J Pediatr Ophthalmol Strabismus, 2005, 42: 333 – 341.

（张 扬 程钢炜）

251

病例 37
双眼 ICL 术后白内障

【基本信息】

患者，男，32岁。主因"左眼人工晶状体植入术（implantable contact lens，ICL）术后视力渐进性下降4年"收入院。

患者高度近视（右眼 – 16 D，左眼 – 15 D），8年前行双眼 ICL 植入术，4年前出现双眼视力下降，进行性加重，无眼红、眼痛、视野遮挡等症状。3年前患者就诊于我院，检查发现右眼和左眼 BCVA 分别为 0.2 和 0.4，双眼晶状体前囊下混浊（图 37 – 1、图 37 – 2），诊为"双眼并发性白内障，双眼 ICL 眼，双眼高度近视"，收入我院，先行右眼 ICL 取出术，2周后行右眼超声乳化白内障摘

除 + 人工晶状体（intraocular lens，IOL）植入术。近 3 年患者左眼视力进一步下降，检查示左眼 BCVA 0.15，左眼晶状体前囊下混浊，下方视网膜可见玻璃体增殖机化条索，视网膜裂孔处激光斑清晰，视网膜在位。

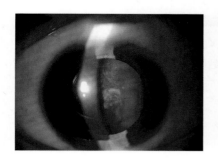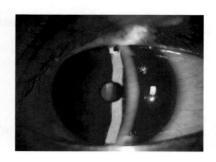

图 37 - 1　右 ICL 眼，晶状体　　　　图 37 - 2　左 ICL 眼，晶状体
　　　　前囊下混浊　　　　　　　　　　　前囊下混浊

既往史：患者于 2010 年、2013 年、2015 年 3 次行双眼视网膜裂孔激光封闭术。

【眼科检查】

眼轴：右眼 30.70 mm，左眼 29.72 mm。B 超示左眼玻璃体轻度混浊，可见机化条索与视网膜相连。

【诊断】

左眼并发性白内障，ICL 眼，高度近视，高度近视视网膜病变，视网膜裂孔激光封闭术后。

【治疗经过】

患者入院后行左眼"ICL 取出 + 白内障超声乳化摘除 + IOL 植入联合手术"，术后患者裸眼视力 0.5，IOL 在位，网膜在位（图 37 - 3）。

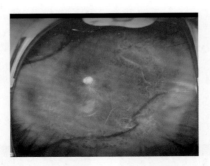

图 37 –3　左眼 ICL 取出 + 白内障超声乳化摘除 +
IOL 植入术后眼底彩照

病例分析

1. ICL 眼 IOL 度数测量

联合手术的术前生物学测量非常重要。一般来说，ICL 植入术前的眼轴测量结果可用于计算 IOL 的度数，但若无法取得 ICL 术前资料，或者白内障发生于 ICL 植入术后数年，患者的眼轴尤其高度近视眼的眼轴可能已发生变化，则建议采用 IOL Master 正常眼模式测量眼轴；由于 ICL 很薄，对 IOL Master 测量眼轴的结果无显著影响。植入 ICL 后前房深度发生了变化，采用 ACD 值估算 IOL 度数的公式（如 Haigis 公式、Barrett Universal Ⅱ公式）理论上可能对估算结果产生影响，应尽量避免使用此类公式，但也有研究显示，此影响并不显著。高度近视的眼轴长，通常来说，长眼轴通过一般公式预估的 IOL 趋于欠矫，易发生远视漂移，推荐采用 Olsen 公式较为准确。

2. 术前评估

术者需重视联合手术的术前评估。需了解前房深度，观察患者的瞳孔有无变形、能否散大、有无粘连、有无虹膜萎缩，充分估计手术难度，本例患者瞳孔失迟缓，手术难度显著增加；术前还需进行角膜地形图检查，便于设计手术切口，以期获得最好的视力结果；角膜内皮计数必不可少；还应进行充分的眼底检查，本例患者曾行视网膜激光裂孔封闭术，左眼玻璃体增殖明显，手术难度及风险大，应向患者及家属充分交代。

3. ICL 取出

从手术技巧来说，首先需重视切口的制作，可从 ICL 植入的原切口取出 ICL，无须扩大切口，取出 ICL 之前应谨慎分离所有粘连；可将原切口作为白内障摘除主切口，也有学者建议另做切口以减少散光；巩膜隧道切口相较透明角膜切口能减少术源性散光的发生，角膜缘松解切口还可纠正术前散光。术中还需重视粘弹剂的使用，小心操作，避免损伤角膜内皮、减少对虹膜的扰动。若采用缝线封闭切口，术后应早期拆线，减少散光发生。

📋 病例点评

本病例是 ICL 术后前囊下白内障形成的经典案例。白内障是有晶状体眼后房型人工晶状体植入术后较为严重的并发症之一，其发生率各文献报道不一，美国食品和药物管理局（Food and Drug Administration，FDA）研究表明 ICL V4 植入术后 5 年前囊下白内障的发生率为 5.9%；Guber 等报道 ICL 植入术后 5 年和 10 年白内障发生率分别为 40.9% 和 54.8%，分别有 4.9% 和 18.3% 的眼在术后 5 年和 10 年接受了超声乳化术；Nakamura 等研究表明 10.5% 的眼在植入 ICL 术后 5~10 年发生了前囊下白内障，3.5% 的眼接受了白内障手术。白内障是 ICL 植入后需行 ICL 取出的首位原因，其形成的可能原因包括拱高不足及降低、术源性因素，以及 ICL 对于房水循环、晶状体生理状态的干扰等。改进后的 ICL V4c 显著降低了 ICL 植入术后并发性白内障的发生率。

本例患者右眼 ICL 取出后，因虹膜失弛缓出现了明显的瞳孔缩

笔记

小，前房注射少量肾上腺素瞳孔不能散大，故未行白内障摘除手术。ICL 取出后患者二期施行白内障摘除手术。3 年后该患者左眼则进行了 ICL 取出与白内障摘除 + 囊袋内 IOL 植入的联合手术。右眼的 ICL 取出和白内障摘除分开进行与左眼的两个手术联合完成均取得了满意效果。Kamiya 等人的研究表明联合手术相对于分次手术并不增加不良后果，且术后患者的满意度显著提高。

参考文献

1. GUBER I, MOUVET V, BERGIN C, et al. Clinical Outcomes and Cataract Formation Rates in Eyes 10 Years After Posterior Phakic Lens Implantation for Myopia. Jama Ophthalmol, 2016, 134：487 – 494.

2. NAKAMURA T, ISOGAI N, KOJIMA T, et al. Posterior Chamber Phakic Intraocular Lens Implantation for the Correction of Myopia and Myopic Astigmatism：A Retrospective 10 – Year Follow – up Study. Am J Ophthalmol, 2019, 206：1 – 10.

3. SANDERS D R. Anterior subcapsular opacities and cataract 5 years after surgery in the Visian Implantable Collamer Lens FDA Trial. J Refract Surg, 2008, 24：566 – 570.

4. ALIÓ J L, TOFFAHA B T, PEÑA – GARCIA P, et al. Phakic intraocular lens explantation：causes in 240 cases. J Refract Surg, 2015, 31（1）：30 – 35.

5. KAMIYA K, SHIMIZU K, IGARASHI A, et al. Clinical outcomes and patient satisfaction after Visian Implantable Collamer Lens removal and phacoemulsification with intraocular lens implantation in eyes with induced cataract. Eye, 2010, 24：304 – 309.

6. MAZEN A, WASSEF C, NICOLAS A, et al. Third – and fourth – generation formulas for intraocular lens power calculation before and after phakic intraocular lens insertion in high myopia. J Cataract Refract Surg, 2018, 44（11）：1321 – 1325.

7. 史铭宇, 孔珺, 张劲松. 有晶状体眼后房型人工晶状体植入矫正高度近视眼手术前后眼轴变化对比分析. 中华眼科杂志, 2011, 47：607 – 610.

（卞爱玲　张顺华　罗 岩）

病例 38
飞秒激光制瓣准分子激光
原位角膜磨镶术后
角膜上皮植入

病历摘要

【基本信息】

患者，女，24 岁。主诉"配戴角膜接触镜 4 年"，于 2015 年 9 月 10 日行双眼飞秒激光制瓣准分子激光原位角膜磨镶术（femtosecond laser – assisted in situ keratomileusis，FS – LASIK）。

术前等效球镜：右眼 – 6.0 D，左眼 – 5.75 D；最佳矫正视力：双眼 1.2；眼压：双眼 17 mmHg；排除激光角膜屈光手术禁忌证，如活动性角膜病变、角膜上皮营养不良、活动性自身免疫性疾病等。手术顺利，术后第 1 天，患者双眼红、异物感明显。

【眼科检查】

双眼视力 0.4，裂隙灯下检查双眼角膜瓣水肿。给予双眼角膜绷带镜，同时给予双眼 0.5% 左氧氟沙星滴眼液和 0.1% 氯替泼诺滴眼液 4 次/日。1 天后右眼角膜绷带镜脱落，未就诊。

术后 1 周，双眼视力 1.0，右眼角膜中央透明，鼻下方局部轻度混浊，角膜瓣边缘略增厚，左眼角膜透明，给予右眼配戴角膜绷带镜，0.1% 氯替泼诺滴眼液每周递减。

术后 3 周，双眼视力 1.2，眼压正常；右眼鼻下方角膜瓣下层间奶油滴状白色混浊，局部角膜瓣变薄融解（图 38 - 1A），角膜地形图可见局部低曲率区（图 38 - 1B）。

【诊断】

右眼 FS - LASIK 术后角膜上皮植入。

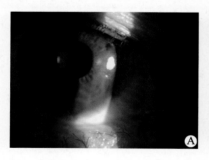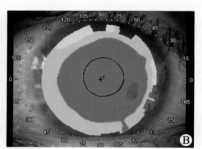

A. 右眼鼻下方角膜瓣下奶油滴样混浊，局部角膜瓣变薄缺损；B. 角膜地形图可见局部低曲率区。

图 38 - 1　FS - LASIK 术后 3 周检查

【治疗经过】

继续观察 1 周后角膜瓣融解进展，行右眼角膜瓣下冲洗，沿原角膜瓣边缘创口重新掀开角膜瓣，刮除角膜瓣和基质层相应部位植入和增生的组织，冲洗后复位角膜瓣，局部干燥后配戴角膜绷带镜。

术后 1 天，右眼视力 1.2，予 0.5% 左氧氟沙星滴眼液和 0.1% 氯替泼诺滴眼液 4 次/日，配合使用人工泪液。1 周后 0.1% 氯替泼诺滴眼液逐渐减量，2 周后摘除角膜绷带镜。观察 3 个月无复发，角膜中央保持透明，角膜层间上皮植入区残留云翳（图 38 - 2A），角膜地形图局部曲率基本均匀（图38-2B），视力未受影响。

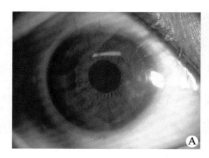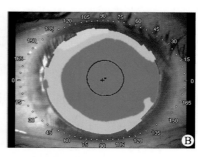

A. 右眼鼻下方角膜残留云翳；B. 局部角膜地形图曲率基本均匀。

图38-2　去除层间角膜上皮植入术后3个月

病例分析

参考国内外文献，FS-LASIK术后角膜上皮植入的原因有以下几方面。

（1）术前角膜本身条件

对于长期配戴角膜接触镜、角膜上皮基底膜营养不良或者长期使用含防腐剂的滴眼液及术前过多使用表麻药等患者，存在角膜上皮缺氧、松解的可能，易发生角膜上皮植入。

（2）术中操作

对于薄角膜瓣（如90 μm）、角膜瓣分离困难，牵拉、冲洗操作过多者可能造成角膜瓣边缘对合不良、贴附不佳，易致术后角膜上皮植入。同时，术中角膜层间冲洗不足也可能导致角膜层间上皮残留。对于远视矫正，激光治疗区如果超出角膜基质床范围，将导致角膜瓣边缘炎症反应和对合不良，增加了术后上皮植入的风险。

（3）术后局部炎症反应

由于术后用药、个体差异等因素导致术后角膜炎症反应，发生角膜瓣水肿，角膜上皮从角膜瓣边缘和角膜床之间的缝隙迁徙至角膜层间，增殖并增厚，由于角膜瓣失去营养，促进角膜细胞凋亡，形成角膜瓣和基质床融解。此外，非活动期自身免疫性疾病虽然不是激光角膜屈光手术的绝对禁忌证，然而手术刺激仍可能激发局部免疫炎症反应，从而增加角膜上皮植入和角膜融解的可能。回顾病史，本例患者 FS－LASIK 术后所发生的角膜上皮植入与患者长期配戴角膜接触镜、术后局部炎症反应重有关。

临床上，LASIK 术后的角膜上皮植入通常表现为角膜瓣下白色或灰白色奶油滴样混浊，可发生在术后几周内，伴有或者不伴有局部角膜瓣融解。其处理方式根据临床分期和进展程度而定。Probst 等将角膜上皮植入分为三级：Ⅰ级植入物距角膜瓣边缘不足 2 mm，植入物薄；Ⅱ级植入物距角膜瓣缘达 2 mm，植入物较厚；Ⅲ级植入物距瓣缘 >2 mm，伴角膜瓣边缘解剖结构异常。李莹等根据角膜上皮植入的进展程度分为进展期、稳定期和静止期。对于植入物超过角膜瓣边缘 2 mm 的进展期Ⅲ级角膜上皮植入，尤其伴有局部角膜瓣融解的病例，应立即行手术治疗以阻止角膜上皮进一步植入和角膜瓣融解。而对于植入物不超过角膜瓣边缘 2 mm 的Ⅰ级或Ⅱ级静止、稳定期病例，可密切观察，辅助角膜绷带镜，如病变继续进展，则应尽早手术治疗。本例患者为进展期Ⅲ级角膜上皮植入，手术去除角膜植入的上皮组织有效地阻止了病变进展和角膜进一步融解的发生。

病例点评

由于 LASIK 术后角膜上皮植入可以导致局部角膜瓣解剖结构异常，形成角膜瓣和基质床组织融解等并发症，严重者影响视力，因此，预防十分重要。预防的重点在于：①详细询问病史，对于存在自身免疫性疾病病史、长期配戴角膜接触镜、可疑角膜基底膜营养不良的患者，需特别关注，防止术后上皮植入的发生。②术中冲洗去除角膜层间上皮及碎屑的同时避免过度冲洗造成角膜瓣水肿，对于术中角膜瓣可见水肿的患者应适度干燥，使角膜瓣和基质床良好贴附，必要时配戴角膜绷带镜。③术后密切关注角膜瓣的水肿及对位情况，并辅以相应的治疗措施。

参考文献

1. DOS S, TORRICELLI A A, MARINO G K, et al. Femtosecond Laser – Assisted LASIK Flap Complications. J Refract Surg, 2016, 32（1）：52 – 59.

2. 赵波，杨雪飞，李杰. 飞秒激光制瓣 LASIK 术后角膜层间上皮植入. 中华眼视光学与视觉科学杂志，2015，17（11）：694 – 696.

3. 李莹，张潇，琴岩，等. LASIK 术后角膜上皮植入的原因及分型. 眼科，2009（3）：165 – 168.

（龙琴　李莹）

病例 39
眼瘢痕性类天疱疮

病历摘要

【基本信息】

患者，女，56岁。主诉"双眼红、视力下降伴眼睑粘连1年余"来诊。患者1年前无明显诱因下出现双眼红、视力下降，并逐渐出现眼睑粘连，外院诊断为双眼角膜炎、结膜炎，经常规治疗后效果不佳，改用环孢素滴眼液后眼部不适感减轻。追问病史后，患者近6年常反复发作口腔溃疡，余无其他眼部或全身系统性疾病史。

【眼科检查】

右眼矫正视力0.6，非接触眼压18 mmHg，球结膜充血（＋＋），鼻颞侧可见少量条索状睑球粘连，角膜透明，前房及晶状体未见异

常；左眼矫正视力手动，指测眼压 Tn，球结膜充血（+++），多处
条索状及片状睑球粘连，下穹窿明显缩短，角膜全层水肿、混浊，
大量新生血管长入，前房及晶状体窥不清（图39-1）。

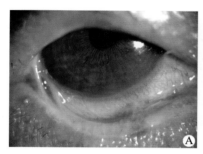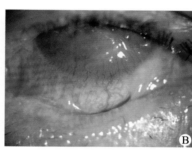

A. 右眼球结膜充血（++），鼻颞侧可见少量条索状睑球粘连，角膜透明，前
房及晶状体未见异常；B. 左眼球结膜充血（+++），多处条索状及片状睑球粘
连，下穹窿明显缩短，角膜全层水肿、混浊，大量新生血管长入，前房及晶状体
窥不清。

图39-1 治疗前双眼前节像

【辅助检查】

眼表共聚焦显微镜检查提示双眼角膜上皮及基质细胞激活，大
量树突状细胞浸润，结膜瘢痕纤维增生（图39-2）。

联合皮肤科会诊后，查相关免疫荧光学检查及血液免疫学指
标，包括结膜直接免疫荧光检查、结膜间接免疫荧光检查、血清抗
BP180抗体、抗核抗体（ANA）、抗桥粒芯蛋白-1、3抗体，除
ANA 1∶80阳性外，其余检查结果均呈阴性。

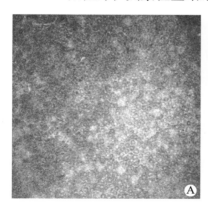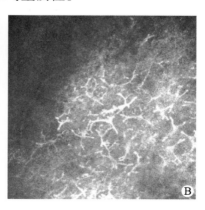

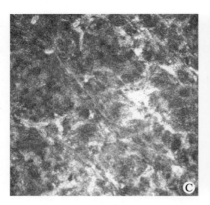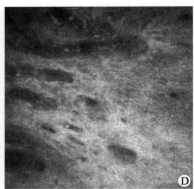

A. 角膜上皮及细胞核高反光，细胞激活；B. 大量树突状细胞浸润角膜上皮下层；C. 角膜基质细胞反光增强，核质不分，形态不清；D. 结膜瘢痕纤维增生，失去原有规则网状结构。

图 39 - 2　治疗前前节共聚焦显微镜像

【诊断】

双眼瘢痕性类天疱疮。

【治疗经过】

根据诊断，给予甲泼尼龙（美卓乐）0.5 mg/kg，1 次/日，口服；局部治疗方面，根据双眼炎症程度差异分别给予右眼 0.1% 氟米龙，3 次/日；左眼 1% 百力特，4 次/日；双眼 0.1% 他克莫司，2 次/日；双眼唯地息（每晚一次）+羧甲基纤维素钠（4 次/日）润滑眼表，稀释眼表炎性成分。

系统治疗 2 周后，患者症状、体征较前好转，双眼结膜充血减轻，结膜囊分泌物减少，左眼角膜水肿减轻（图 39 - 3）；复查眼表共聚焦显微镜可见角膜上皮及基质细胞活跃度降低（图 39 - 4）。治疗 6 周后，患者右眼症状完全消失，眼前节无明显活动性炎症反应；左眼结膜充血及角膜水肿体征明显改善。

病例分析

瘢痕性类天疱疮（cicatricial pemphigoid，CP）是一种罕见的累

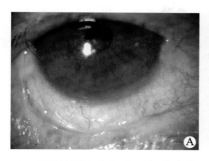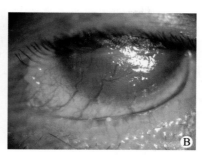

A. 右眼结膜充血（＋），角膜透明；B. 左眼结膜充血（＋＋），角膜水肿较前减轻。

图 39 - 3　治疗后双眼前节像

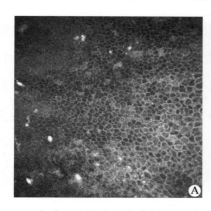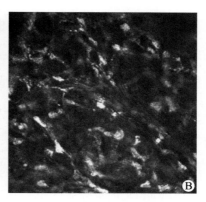

A. 角膜上皮细胞反光降低；B. 角膜基质细胞核形态规则，细胞质低反光，细胞活跃程度降低。

图 39 - 4　治疗后前节共聚焦显微镜像

及黏膜的自身免疫性表皮下大疱病。CP 累及黏膜部位包括眼、口腔、鼻咽部、食管、气管、生殖器及肛门等，而其中最常见且预后较差者为眼瘢痕性类天疱疮（ocular cicatricial pemphigoid，OCP），若不能及早干预常导致严重后果，甚者失明。其病理学特征表现为表皮或上皮下大疱伴单核细胞为主的炎性细胞浸润。目前诊断金标准为受累皮肤黏膜直接免疫荧光染色，表现为在皮肤和黏膜沿表皮基底膜带呈线状的 IgG、IgA、C3 沉积，但由于病理标本的获得、人员技术及检测仪器设备等因素影响，直接免疫荧光染色检测阳性率波动于 20%～90%。20%～30% 的患者通过间接免疫荧光检查可在血清中检测到主要为 IgG 的抗基底膜带抗体，也具有辅助诊断意义。若以上检查均未发现阳性结果，则主要通过患者的病史及慢性结膜瘢痕化的特征进行临床诊断。

病例点评

OCP 的临床表现主要有双眼不对称性进行性慢性结膜瘢痕化，结膜穹窿缩短，后期出现睑球粘连、倒睫、睑缘粘连，最终新生血管长入、角膜混浊、眼表角化。根据其临床表现，Foster 提出 4 型临床分期：Ⅰ 期结膜炎，结膜上皮下瘢痕化；Ⅱ 期结膜穹窿缩短；Ⅲ 期结膜上皮下进行性纤维化，睑球粘连；Ⅳ 期眼表角化，穹窿消失，睑缘粘连，睑球固定。由于 OCP 发病率低，常以慢性结膜炎为首发表现，故早期 OCP 极易被误诊或忽视，若仅使用抗生素、人工泪液等结膜炎常规治疗可导致患者迁延不愈，反复发作，最终进展为中晚期 OCP 而造成严重后果。

对于 OCP 的治疗策略主要分为三大方面：全身免疫抑制治疗、手术治疗及局部治疗。OCP 属于累及眼部的全身免疫病，因此全身免疫抑制治疗极其关键。全身免疫抑制治疗主要包括传统免疫抑制治疗（conventional immunosuppressive therapy，CIST）及新型免疫抑制治疗。CIST 目前为 OCP 的一线治疗，使用药物包括皮质类固醇激素、砜类衍生物、麦考酚酸吗乙酯、甲氨蝶呤及环磷酰胺等，但由于其不良反应较多，对顽固性 OCP 疗效不佳而有一定缺陷；新型免疫抑制药物如静脉注射免疫球蛋白、抗 TNF－α 药及单克隆抗体等，凭借其强力的免疫抑制作用及较少的不良反应逐渐受到重视，在今后可能成为一线用药的更优选择。中晚期 OCP 患者多因并发眼表畸形及角膜混浊严重影响生活质量，可在全身炎症控制稳定半年以上的前提下行手术治疗，手术方式包括羊膜移植、同种异体角膜缘干细胞移植、口腔黏膜移植、睑球粘连分离及眼睑结膜囊重建等。

OCP 患者常合并干眼症、感染等，可促使眼表炎症进一步恶化而加重病情，因此，局部治疗主要针对不同的眼表并发症行相应处理。对于炎症较重者，根据具体情况使用不同浓度激素类滴眼液抗炎，若疗效不佳可换用免疫抑制剂滴眼液；合并干眼症者，可长期使用无防腐剂的人工泪液润滑并冲刷眼表，稀释眼表炎症因子；合并感染者，应加用敏感抗生素滴眼液；合并角膜上皮剥脱或丝状角膜炎者，去除角膜丝状物，使用角膜保护药同时加戴软性角膜接触镜以促进角膜修复。经过科学合理的药物及手术治疗，大部分OCP患者预后良好，但仍有少量反复发作的顽固患者需进一步研究，寻找最为合适的治疗策略。

参考文献

1. CHAN L S, AHMED A R, ANHALT G J, et al. The first international consensus on mucous membrane pemphigoid: definition, diagnostic criteria, pathogenic factors, medical treatment, and prognostic indicators. Arch Dermatol, 2002, 138 (3): 370 – 379.

2. FOSTER C S, WILSON L A, EKINS M B. Immunosuppressive therapy for progressive ocular cicatricial pemphigoid. Ophthalmology, 1982, 89 (4): 340 – 353.

（阳雪　龙琴）

病例 40
角膜层间积液综合征

病历摘要

【基本信息】

患者，男，39 岁。主诉"双眼 LASEK 术后视力下降 1 个月"。

2000 年，患者在外院行双眼 LASIK 手术，术前双眼度数均为 −12.00 D，散光 2.00 D，术后双眼裸眼视力 1.0。1 年后患者于外院复诊，裸眼视力右眼：0.6，左眼：0.3，验光检查：右眼：−2.00 DS/ −0.75 DC×150°→1.0；左眼：−0.25 DS/ −1.75 DC×145°→1.0。患者要求手术治疗提高裸眼视力，遂于外院再次行双眼 LASEK 手术，手术顺利。术后常规用药，术后 1 个月患者自觉双眼视力下降。

笔记

【眼科检查】

患者裸眼视力右眼：0.3，左眼：0.02；非接触式眼压计测量眼压右眼：9 mmHg，左眼：10 mmHg；双眼结膜充血，角膜瓣下层间弥漫性混浊，角膜上皮轻度水肿，余前节（-）；散瞳检查眼底未见异常。

验光检查：右眼 +1.00 DS/ +1.25 DC×120°→1.0；左眼 -8.00 DS/ -2.25 DC×10°→1.0。角膜地形图提示双眼角膜曲率均高于术前，双眼角膜下方局部隆起，左右眼角膜 K 值最高值分别为44.1 D 及43.6 D，分别高于其上方对称 K 值5 个单位及9 个单位（图40-1）。前节 OCT 检查：双眼中央区角膜瓣层间积液存在（图40-2）。

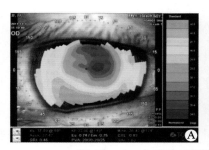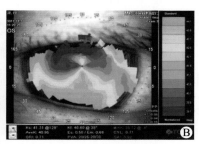

图40-1　角膜地形图显示双眼下方 K 值增高

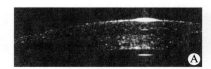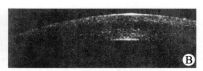

图40-2　前节 OCT 检查显示角膜瓣下层间积液

追问眼部用药情况，患者自行增加氟米龙滴眼液滴眼次数至每日8 次。

【诊断】

双眼角膜层间积液。

【治疗经过】

采用治疗方案为：停用糖皮质激素类滴眼液；马来酸噻马洛尔滴眼液，2 次/日；普拉洛芬滴眼液，4 次/日；醋甲唑胺片50 mg，2 次/日；左眼局部轻度加压包扎治疗。

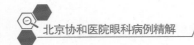

治疗 2 天后裸眼视力：右眼 0.2，左眼 0.3；中心眼压右眼 11 mmHg，左眼 10 mmHg；综合验光：右眼 – 5.00 DS/ – 1.00 DC × 160° → 0.8 + ，左眼 – 6.00 DS → 0.6 + 。

治疗 10 天后裸眼视力：右眼 0.8，左眼 0.3；电脑验光：右眼 – 1.25 DS/ – 1.37 DC × 46°，左眼 – 2.12 DS/ – 3.62 DC × 45°；双眼角膜表面光滑、透明。

治疗 40 天后，患者双眼视力明显提高，裸眼视力：双眼 1.0。

病例分析

1. 角膜层间积液的病因

（1）LASIK/LASEK 术后糖皮质激素性高眼压

LASIK 术后糖皮质激素性高眼压为引起角膜层间积液最主要的原因。术后为预防感染，防止炎症反应和术后干眼，常规使用抗生素、糖皮质激素及人工泪液滴眼液，使用时间多在 1 个月内，一般不会引起眼压增高。但少数患者对糖皮质激素较为敏感或不遵医嘱自行长时间用药，造成眼压增高。值得注意的是，应用传统压平眼压计测量中央角膜区眼压往往仅能测到 0 ~ 3 mmHg 的眼压数值，这是因为其角膜瓣层间积液的存在干扰了压平眼压计的准确测量，进而得到错误眼压读值，影响其准确诊断。

（2）原发性青光眼

原发性青光眼主要分为两种情况：一种为术前已存在青光眼，目前国内眼科医生对于青光眼患者多不进行角膜屈光手术；另一种为术后出现原发性青光眼，近视眼患者人群原发性青光眼的发生率是正常人群的 2 ~ 5 倍，原发性开角型青光眼多在 40 岁以后发病，国内接受屈光手术患者以 20 ~ 30 岁为多，这些人群将来发生开角型青光眼的也为数不少，这也是值得关注的问题。

（3）继发性青光眼

除糖皮质激素性青光眼外，其他继发性青光眼也可导致角膜层间积液，如色素播散综合征、青睫综合征等。

（4）炎症或反复手术导致角膜内皮损伤。

2．角膜层间积液分级及诊断

根据角膜水肿、层间混浊及是否伴有层间积液将其分为三级：一级表现为类似弥漫性层间角膜炎（diffuse lamellar keratitis，DLK）样毛玻璃水肿，层间轻度混浊，此时使用裂隙灯显微镜检查往往不易发现层间积液，可使用前节 OCT 辅助检查层间积液，眼压测量值可正常或升高。二级表现为明显的角膜层间混浊、局限性裂隙状积液，三级表现为明显角膜层间混浊、明显层间积液，此时使用裂隙灯显微镜检查可明确诊断，眼压测量中央眼压偏低，而周边眼压发现升高。

3．角膜层间积液治疗原则

主要根据发病原因进行治疗。对于糖皮质激素性高眼压者及时停用糖皮质激素，对于葡萄膜炎患者合理使用糖皮质激素，对于青光眼患者要根据不同病因治疗，对于眼压高患者及时降眼压治疗，根据眼压升高的程度采取局部用药和（或）全身用药。

病例点评

该患者双眼 LASEK 术后视力下降 1 个月。裂隙灯下检查可见角膜瓣下层间弥漫性混浊，角膜上皮轻度水肿。术后患者近视及散光度数大幅度增加，角膜地形图检查所示双眼角膜曲率均高于术前且下方角膜可见局部隆起，前节 OCT 检查可见双眼中央区角膜瓣层间积液。临床诊断双眼角膜层间积液基本明确。根据患者眼部情况，采用降眼压滴眼液及非甾体滴眼液局部滴眼，口服降眼压药物，密切随诊，患者视力提高明显，预后佳。

参考文献

1. Bamashmus M A，Saleh F. Post – LASIK fluid syndrome caused by steroid drops. Saudi J Ophthalmol，2013，27（2）：125 – 128.

（姜 洋）

271

病例 41
重眼综合征

病历摘要

【基本信息】

患者，女，72岁。主诉"渐进性对眼4年"。

现病史：患者4年前无明显诱因出现双眼向内偏斜，逐渐加重，复视明显，未曾诊治。近日因要求解决外貌，来门诊就诊。

既往史：自幼双眼高度近视，未规律戴镜，否认高血压、糖尿病病史。

【眼科检查】

视力（戴镜）：右眼0.1、左眼0.15；眼压：右眼19 mmHg，左眼18 mmHg。右眼内下斜视，双眼外转、外上转及外下转运动受限，LEF：+ 140$^{\triangle}$L/R15$^{\triangle}$，双眼角膜清，前房深，晶状体核性混浊，双眼豹纹状眼底，视乳头界清，颞侧可见弧形斑（图41 - 1）。

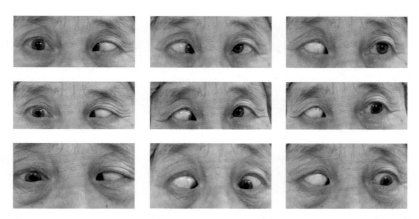

　　LEF：右眼呈内下斜视，LEF：+ 140$^{\triangle}$L/R15$^{\triangle}$，双眼外转、外上转及外下转运动受限。

图 41 - 1　术前 9 眼位图示

【辅助检查】

　　BCVA：右眼 - 18.75 DS/ - 2.00 DC×45°→0.2；左眼 - 17.00 DS/ - 1.00 DC×160°→0.3。眼轴：右眼 31.31 mm，左眼 31.41 mm。眼眶增强 MRI（图41 - 2）：双眼上直肌向鼻侧移位，外直肌向下方移位，双眼球扩大成椭圆形，呈现横位，从颞上方疝出。

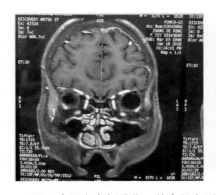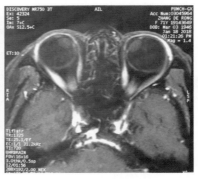

　　双眼上直肌向鼻侧移位，外直肌向下方移位，双眼球扩大，从颞上方疝出。

图 41 - 2　术前眼眶增强 MRI 检查

【诊断】

①重眼综合征；②双眼高度近视；③双眼老年性白内障。

【治疗经过】

术中行被动牵拉试验（+），内直肌挛缩明显，行改良的 Yokoyama 手术：上直肌颞侧 1/2 肌束与外直肌上 1/2 肌束（肌止端后 12 mm）联结 + 内直肌后徙 8 mm 术。

【随访】

术后 2 周眼位 REF（图 41 – 3）：+ 20$^\triangle$，右眼外转、上下转明显改善。

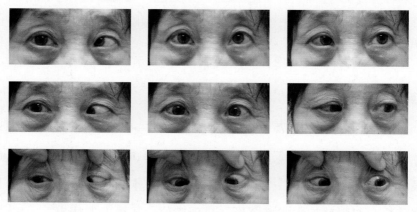

REF，左眼轻度内斜视；REF，+ 20$^\triangle$，右眼外转、上下转明显改善，外展可过中线。

图 41 – 3　术后 2 周 9 眼位图示

病例分析

重眼综合征是由于轴性高度近视引发的内斜视。此种斜视的特点是后天获得性内斜视，常见于中老年人，双眼轴性高度近视，眼球固定在内下方，并逐渐加重，被动牵拉试验（+）。此病在高度近视患者中的发病率为 3% ~ 8%。眼轴的测量和影像学检查对诊断意义非常大。此患者眼轴为 31 mm，眼眶增强 MRI 显示直肌的移位，眼球的疝出，提示眼球 Pulley 结构的退化，保护作用下降，造成斜视。Pulley 结构位于眼球赤道部眼外肌穿过的 Tenon 囊处，它由胶原纤维、弹性纤维和平滑肌组织构成，一方面是肌肉作用的功能起点，另一方面在眼球各个方向转动时限制肌肉在巩膜上的滑动。高度近视中巩膜胶原改变发生后巩膜葡萄肿，同时伴有眼外肌结缔组织的改变，眼外肌连接带结构退化，从而使肌肉的走行发生改变。重建生理性肌圆锥是有效治疗此病的根本原则。

病例点评

  重眼综合征在临床上并不少见。Takao Hayashi 根据外展受限程度将此病分为 4 期：Ⅰ期外展可过中线，Ⅱ期外展仅达中线，Ⅲ期外展不达中线，Ⅳ期固定于内斜位不能外展。此例患者属于Ⅱ期。被动牵拉试验可以与外展神经麻痹性内斜视相鉴别，后者被动牵拉试验结果为阴性。此病是由于外直肌与上直肌之间的 Pulley 结构薄弱，故眼球疝出。此病治疗难度大，手术效果差，易复发。标准的后徙 - 缩短手术对之往往无效。2001 年，Yokoyama 提出将上直肌和外直肌接近肌腹处（肌止端后 10 ~ 12 mm）联扎，形成肌肉弹弓，将眼球推回肌锥。此例手术行改良的 Yokoyama 术。联合了内直肌后退术，改善内直肌的严重挛缩，并行上直肌及外直肌 1/2 肌束联结，加强了颞上方 Pulley 结构的力量，使眼球回纳，获得了较满意的手术效果。

（徐海燕 莫菲 李辉）

病例 42
眼睑松弛综合征

病历摘要

【基本信息】

患者，男，35 岁。主诉"双眼红、分泌物多持续 5 年，左眼加重 1 年"。5 年前，患者无明显诱因出现眼红、分泌物多，先以左眼为主，之后双眼均有症状，但是左眼症状重于右眼，晨起大量黏液脓性分泌物粘着睫毛，需清洗后才能睁开眼睛。近 1 年来，左眼加重，出现视物模糊和明显的异物感。曾使用多种抗生素滴眼液均无效。家属诉患者睡眠时左眼上睑能够自动翻转（图 42 - 1），睡眠时有呼吸暂停症状，卧姿以左侧卧位为主。患者否认糖尿病、高血压病史，否认动物接触史。

【体格检查】

身高 175 cm，体重 88 kg，余生命体征基本正常。

【眼科检查】

视力右眼 1.0，左眼 0.6；眼压：双眼 17.4 mmHg。双眼眼睑皮肤无触痛，无硬结，但是双眼上睑水平张力较低（左眼较右眼明显），可轻松翻转，而且用手牵拉上睑，可轻易将上睑与眼球分离较远的距离（图 42 - 2）。双眼结膜充血，左眼上睑结膜可见大量天鹅绒样的细小乳头（图 42 - 3），内眦部可见结膜囊分泌物残留（图 42 - 4）。右眼角膜荧光染色阴性，左眼角膜上皮弥漫点染，下方融合成片（图 42 - 5）。双眼前房、晶状体、玻璃体和视网膜未见明显异常。双眼结膜囊细菌培养阴性。

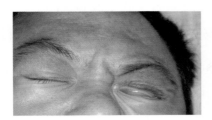

图 42 - 1　患者闭眼时，左眼
上睑能够自动翻转

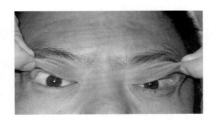

图 42 - 2　用手指可轻松将患者
双眼上睑提起，睑结膜和眼球
分离较远距离，左眼重于右眼

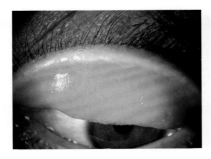

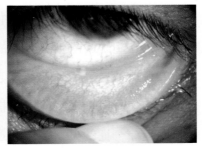

图 42 - 3　左眼上睑结膜可见天鹅绒样细小乳头，
下睑结膜相对健康

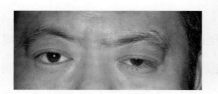 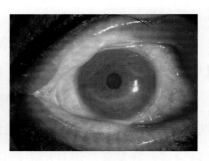

图 42 –4　左眼内眦部结膜　　　　图 42 –5　左眼角膜上皮染色
　　　　黏液性分泌物

【诊断】

眼睑松弛综合征（floppy eyelid syndrome，FES）。

【治疗经过】

患者经局部人工泪液、低浓度糖皮质激素滴眼液和夜间油性眼膏治疗后，症状部分缓解，结膜囊分泌物减少。建议患者到呼吸科和耳鼻喉科会诊睡眠呼吸暂停综合征，之后患者失访。

病例分析

1. 诊断依据

（1）中年男性，起病隐匿，体型偏胖，有睡眠呼吸暂停综合征表现和病史，是眼睑松弛综合征的好发人群。

（2）临床表现：双眼睑松软，尤其是睑板没有韧性，能够轻易提起和翻转，且患者睡眠或用力挤眼时，左眼上睑能自行翻转。符合眼睑松弛综合征的典型临床表现。

（3）患者体征符合该疾病的诊断：睑板松弛、无张力，翻转上睑异常容易，上睑结膜大量天鹅绒样乳头，角膜上皮点状、片状病变。

笔记

2. 鉴别诊断

（1）感染性结膜炎：主要是细菌性、病毒性结膜炎及衣原体性结膜炎。感染性结膜炎起病急，病程一般都不会这么长，且双眼病情比较接近。一般不伴有睑板松弛情况。细菌性结膜炎细菌培养可有阳性结果，而病毒和衣原体性结膜炎则以结膜滤泡增生为主，与该患者症状、体征不符。

（2）过敏性结膜炎：以眼痒为主，且一般有季节发作的特征和全身过敏症状。该患者并无过敏和眼痒病史。

（3）泪小管炎：患者泪小管检查未见分泌物、肉芽增生和结石样分泌物。

（4）慢性泪囊炎：患者泪道冲洗通畅，泪囊区挤压无分泌物。

（5）眼睑皮肤松弛综合征：以眼睑皮肤松弛、变薄为主，可累及提上睑肌腱膜，导致上睑下垂，而病变并不累及睑板。与该患者症状和体征不符。

（6）皮肤松弛综合征（cutis laxa）：皮肤和皮下组织松弛，除眼睑外，全身皮肤受累，患者呈现早衰老外观，而结膜相对正常，不出现结膜炎症状。

3. 治疗过程

眼睑松弛综合征的主要治疗原则是：缓解症状，矫正睑板松弛及针对睡眠呼吸暂停综合征的治疗。

（1）缓解症状：可使用局部人工泪液、眼膏、低浓度激素和口服多西环素等，夜间遮盖患眼或睡眠时胶带黏合眼睑部分有效。

（2）手术矫正睑板松弛，可采用睑板楔形切除，外侧睑板条眶缘锚着，总有效率可达91%，但是复发率高达25.6%~60.6%。

（3）针对睡眠呼吸暂停综合征的治疗：减轻体重能够显著改善眼部症状甚至痊愈；气道正压治疗；调整卧姿，改为仰卧睡眠姿势。

病例点评

　　眼睑松弛综合征是一种比较罕见的疾病，其发病原因不明，与眼睑组织内的弹性纤维缺乏有关。患者之所以会引起结膜的炎症和乳头增生，可能与入睡后上睑外翻、上睑干燥和下睑缘摩擦上睑结膜有关，也有可能是侧卧位时枕巾或其他床上用品刺激结膜导致。病史对于诊断非常重要，尤其是患者的睡眠状态和睡眠时眼部的情况均来自家属描述，所以对于病史追溯尤其是向家属了解患者病情非常重要。

　　眼睑松弛综合征的诊断并不困难，困难的是知道这个疾病，对于罕见的疾病，应当具备相关的知识，才能够认知到该疾病，并能做出正确的诊断和治疗。

（刘小伟）